# 1 Ganzkörperworkout 1 für Einsteiger

Trainingsdauer: 15 Min.

1 2 3

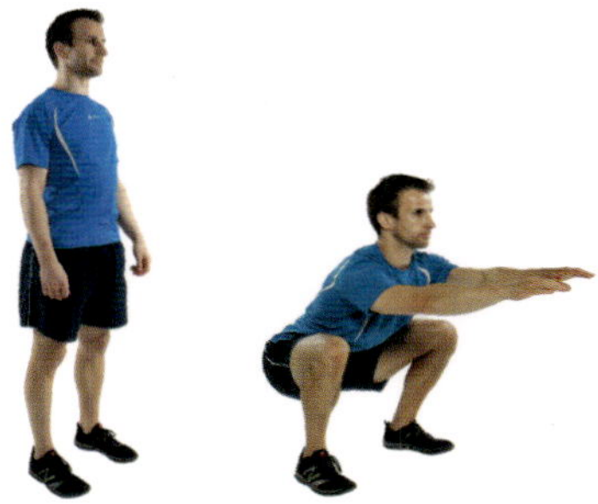

1 Kniebeuge

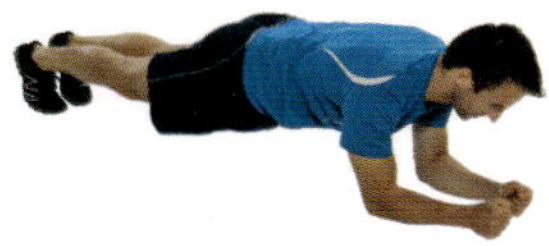

2 Unterarmstütz

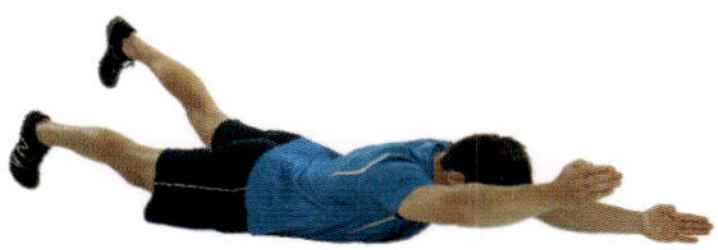

3 Rückenkräftigung in Bauchlage

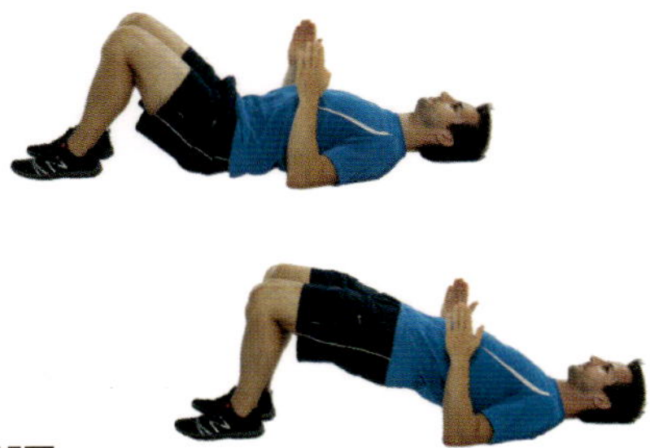

4 Brücke

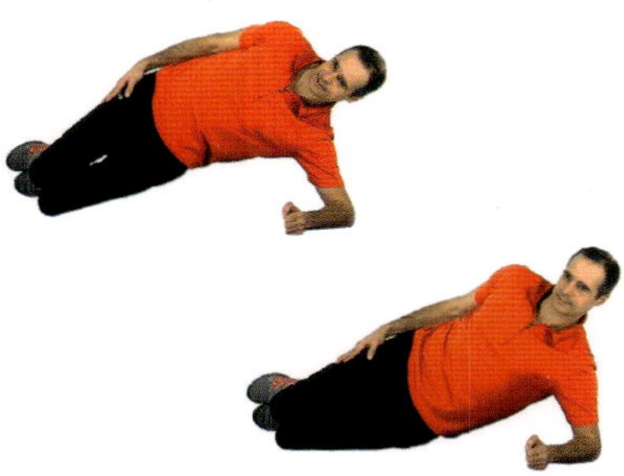

5 Dynamischer Seitstütz mit abgelegten Knien

# 1 Ganzkörperworkout 1 für Einsteiger

Trainingsdauer: 15 Min.

1 2 3

| | Übungen | Wiederholungen/ Belastungszeit | Pause in Sek. | Sätze | Seite |
|---|---|---|---|---|---|
| **1** | Kniebeuge | 15 Wdh. | 20 | 3 | 15 |
| **2** | Unterarmstütz | 30 Sek. | 20 | 3 | 21 |
| **3** | Rückenkräftigung in Bauchlage | 30 Sek. | 20 | 3 | 19 |
| **4** | Brücke | 15 Wdh. | 20 | 3 | 16 |
| **5** | Dynamischer Seitstütz mit abgelegten Knien | 30 Sek. je Seite | 20 | 3 | 23 |

# 2 Ganzkörperworkout 2 für Einsteiger

Trainingsdauer: 15 Min.

1 2 3

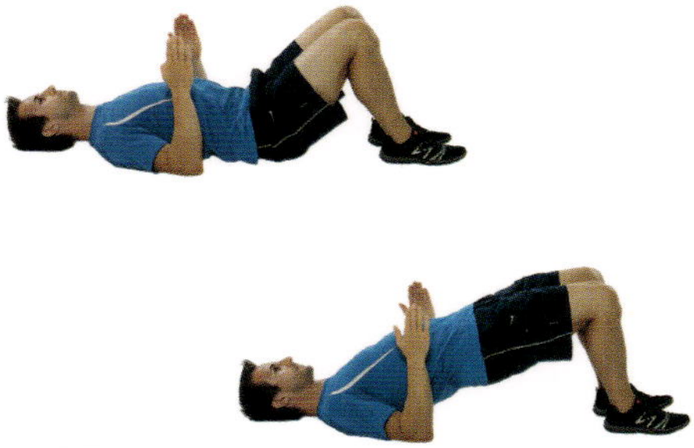

1 Brücke

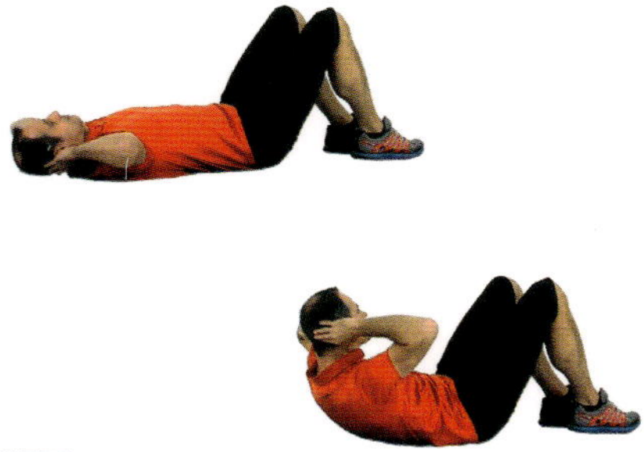

2 Crunch

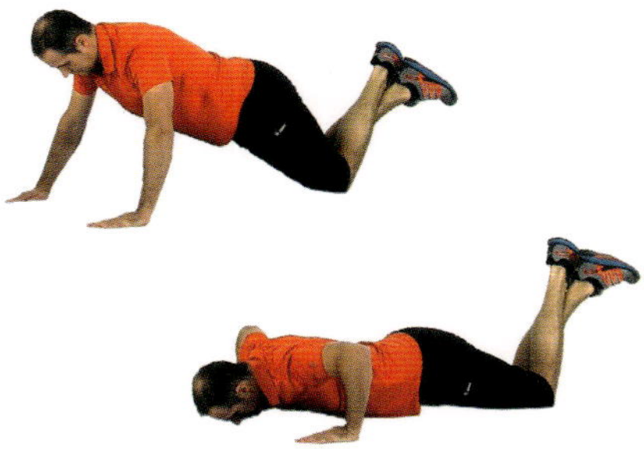

3 Liegestütz kniend

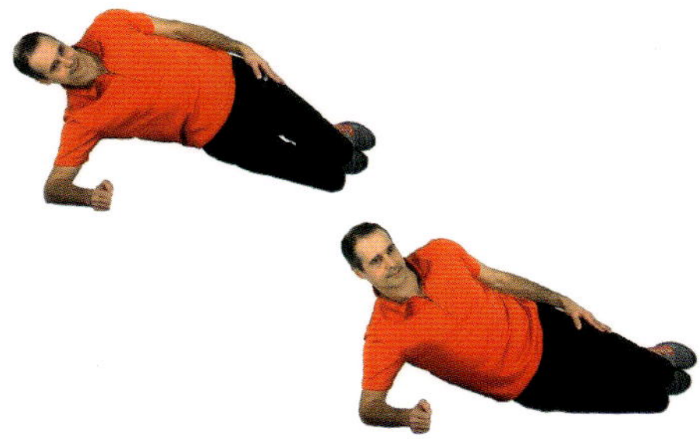

4 Dynamischer Seitstütz mit abgelegten Knien

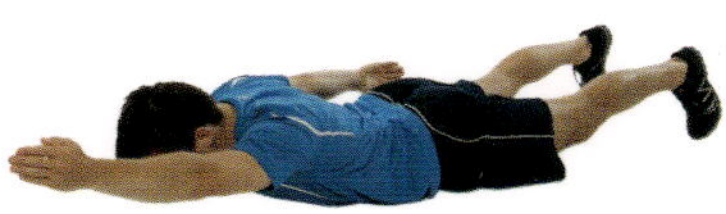

5 Paddeln in Bauchlage

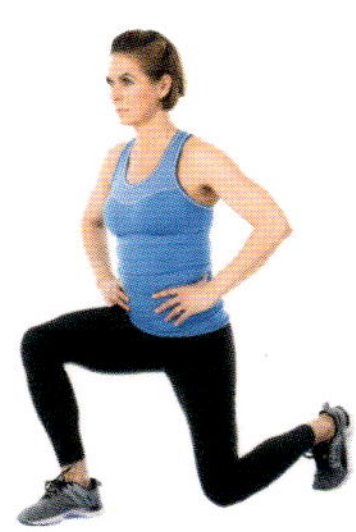

6 Ausfallschritt

# 2 Ganzkörperworkout 2 für Einsteiger

Trainingsdauer: 15 Min.

1 2 3

| | Übungen | Wiederholungen/ Belastungszeit | Pause in Sek. | Sätze | Seite |
|---|---|---|---|---|---|
| 1 | Brücke | 15 Wdh. | 20 | 3 | 16 |
| 2 | Crunch | 15 Wdh. | 20 | 3 | 25 |
| 3 | Liegestütz kniend | 10 Wdh. | 20 | 3 | 18 |
| 4 | Dynamischer Seitstütz mit abgelegten Knien | 30 Sek. je Seite | 20 | 3 | 23 |
| 5 | Paddeln in Bauchlage | 30 Sek. | 20 | 3 | 19 |
| 6 | Ausfallschritt | 30 Sek. | 20 | 3 | 15 |

# 3 Ganzkörperworkout 3 für Einsteiger

Trainingsdauer: 15 Min. | Benötigtes Hilfsmittel: Stuhl

1 2 3

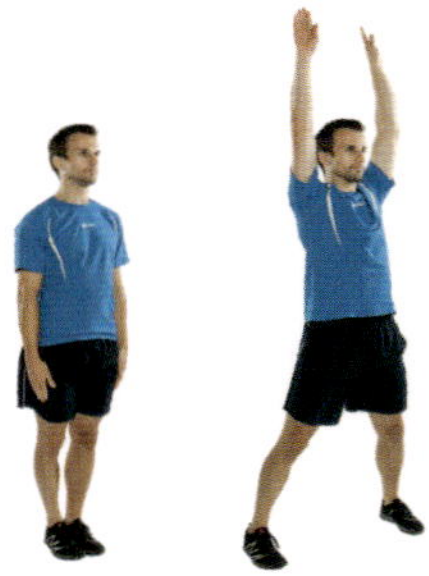

1 Hampelmann

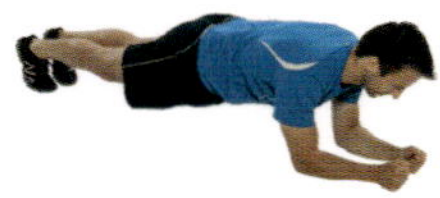

2 Unterarmstütz

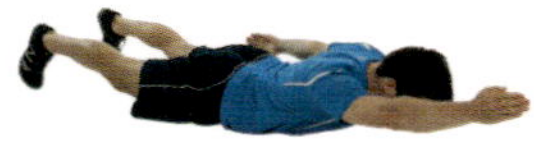

3 Paddeln in Bauchlage

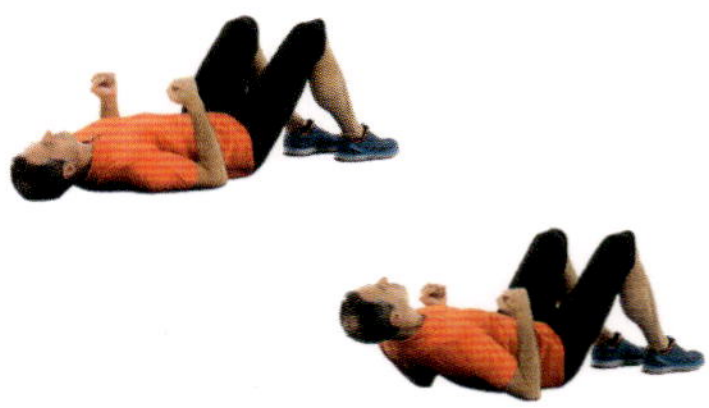

4 Latrudern

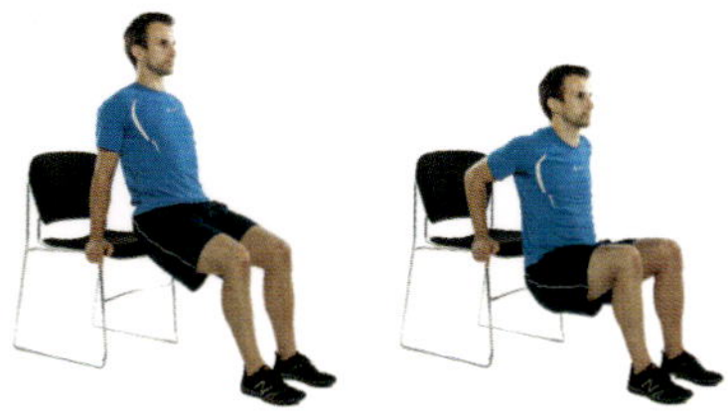

5 Dip am Stuhl, Beine angewinkelt

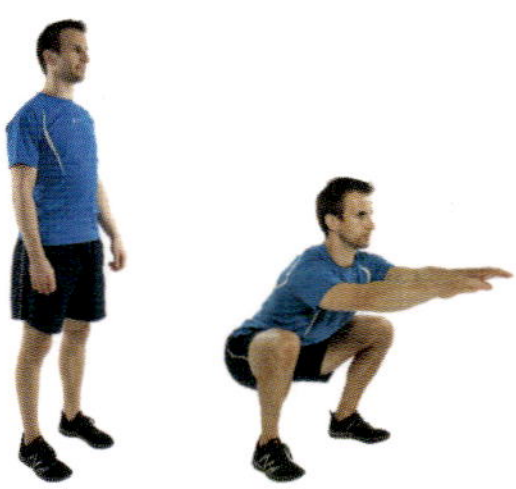

6 Kniebeuge

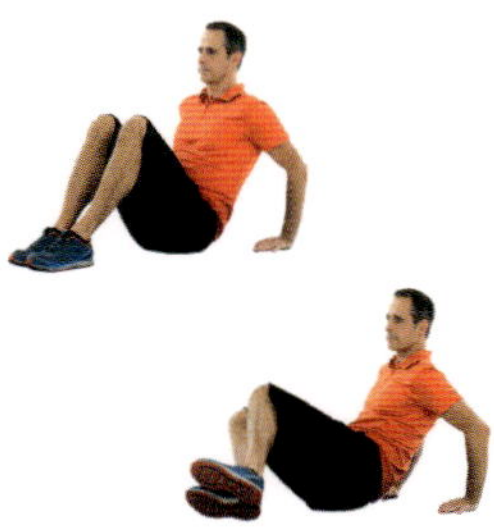

7 Bauchwipper

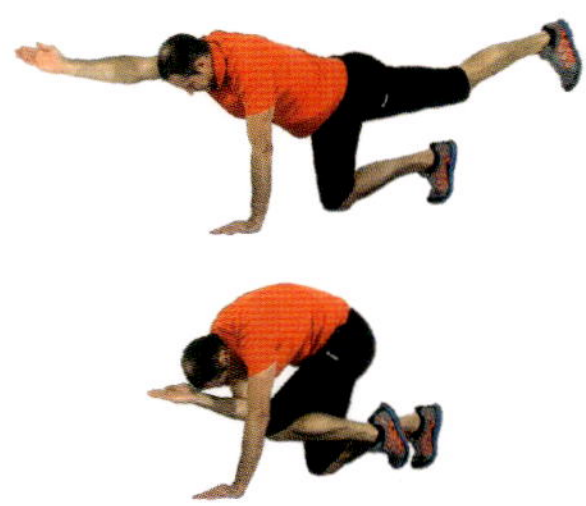

8 Crunch aus dem Vierfüßlerstand

# 3 Ganzkörperworkout 3 für Einsteiger

Trainingsdauer: 15 Min. | Benötigtes Hilfsmittel: Stuhl

1 2 3

| | Übungen | Wiederholungen/ Belastungszeit | Pause in Sek. | Sätze | Seite |
|---|---|---|---|---|---|
| 1 | Hampelmann | 30 Sek. | 20 | 2 | 27 |
| 2 | Unterarmstütz | 30 Sek. | 20 | 2 | 21 |
| 3 | Paddeln in Bauchlage | 30 Sek. | 20 | 2 | 19 |
| 4 | Latrudern | 10 Wdh. | 20 | 2 | 20 |
| 5 | Dip am Stuhl, Beine angewinkelt | 10 Wdh. | 20 | 2 | 19 |
| 6 | Kniebeuge | 10 Wdh. | 20 | 2 | 15 |
| 7 | Bauchwipper | 30 Sek. | 20 | 2 | 26 |
| 8 | Crunch aus dem Vierfüßlerstand | 10 Wdh. je Seite | 20 | 2 | 21 |

# 4 Ganzkörperworkout 4 für Einsteiger

Trainingsdauer: 15 Min.

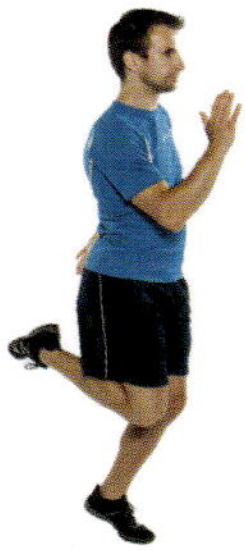

1 Anfersen

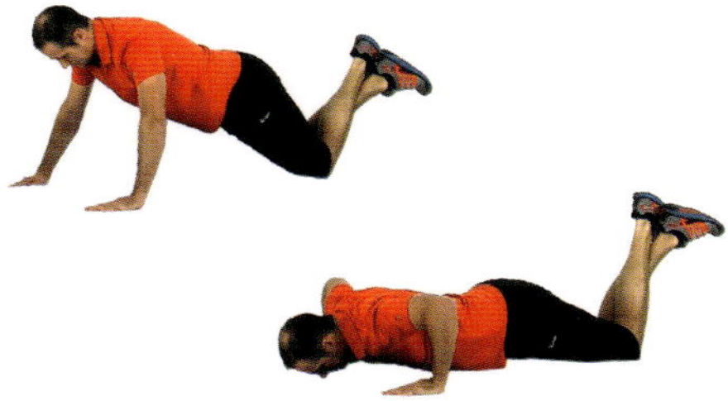

2 Liegestütz kniend

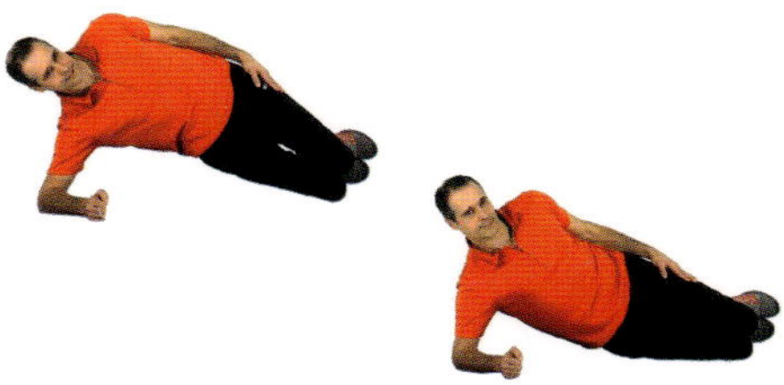

3 Dynamischer Seitstütz mit abgelegten Knien

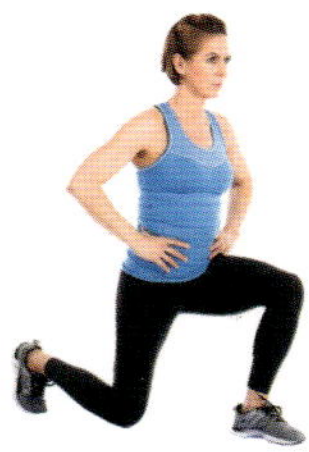

4 Ausfallschritt

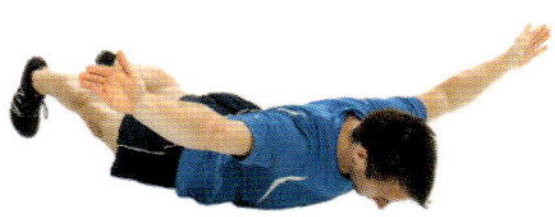

5 Armheben aus der Bauchlage

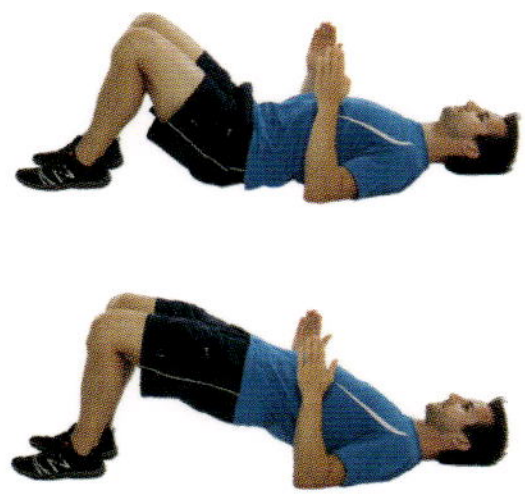

6 Brücke

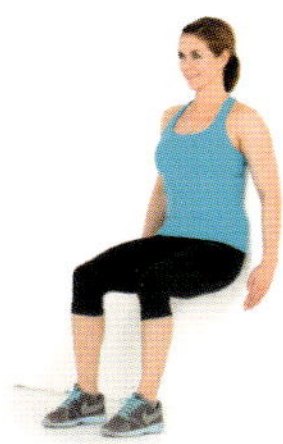

7 Wandsitz

# 4 Ganzkörperworkout 4 für Einsteiger

Trainingsdauer: 15 Min.

1 2 3

| | Übungen | Wiederholungen/ Belastungszeit | Pause in Sek. | Sätze | Seite |
|---|---|---|---|---|---|
| 1 | Anfersen | 30 Sek. | 20 | 2 | 28 |
| 2 | Liegestütz kniend | 10 Wdh. | 20 | 2 | 18 |
| 3 | Dynamischer Seitstütz mit abgelegten Knien | 30 Sek. je Seite | 20 | 2 | 23 |
| 4 | Ausfallschritt | 30 Sek. | 20 | 2 | 15 |
| 5 | Armheben aus der Bauchlage | 10 Wdh. | 20 | 2 | 18 |
| 6 | Brücke | 10 Wdh. | 20 | 2 | 16 |
| 7 | Wandsitz | 30 Sek. | 20 | 2 | 17 |

# 5 Ganzkörperworkout 5 für Einsteiger

Trainingsdauer: 20 Min.

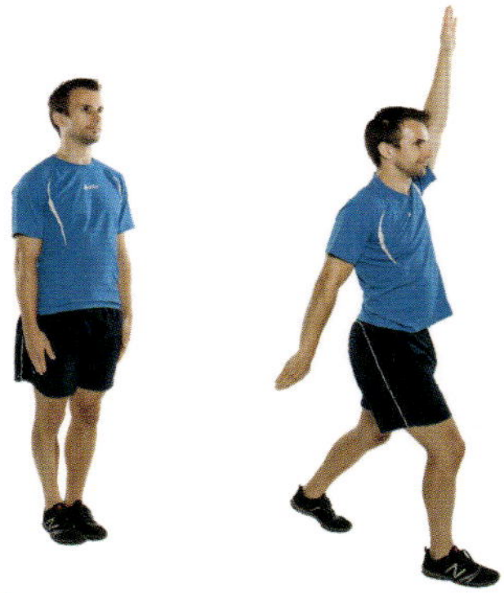

1 Hampelmann im Wechselschritt

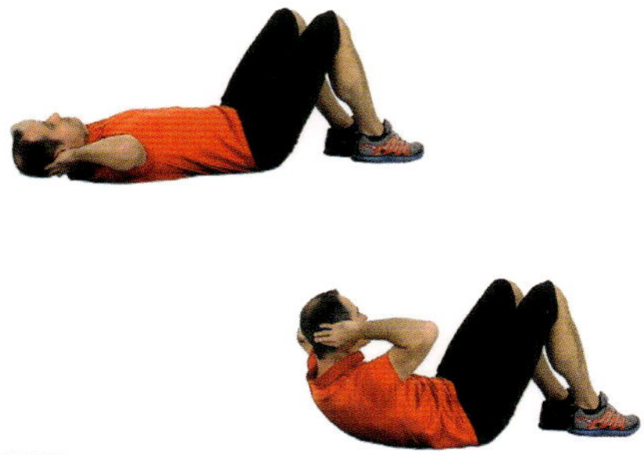

2 Crunch

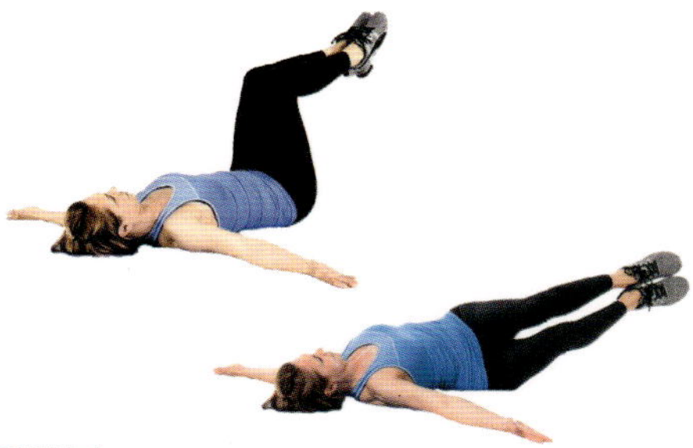

3 Hüftrollen

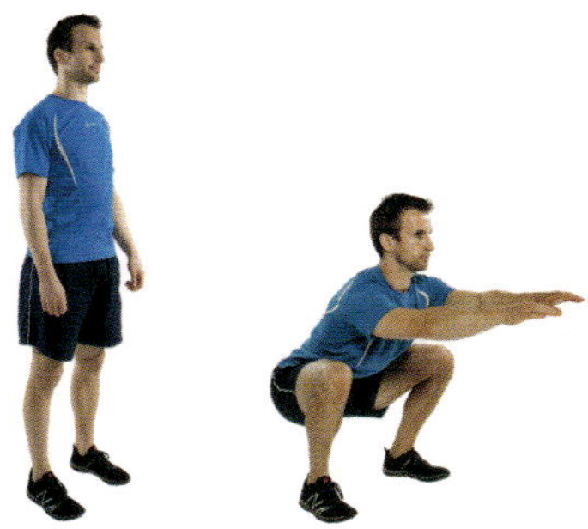

4 Kniebeuge

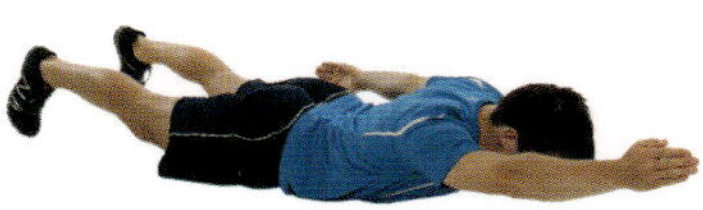

5 Paddeln in Bauchlage

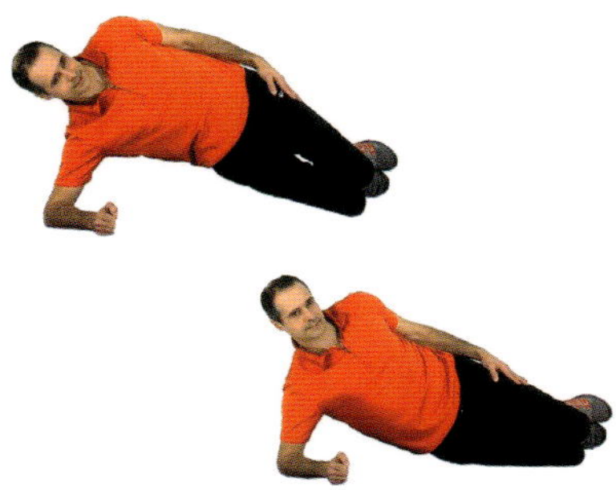

6 Dynamischer Seitstütz mit abgelegten Knien

# 5 Ganzkörperworkout 5 für Einsteiger

Trainingsdauer: 20 Min.

1 2 3

| | Übungen | Wiederholungen/ Belastungszeit | Pause in Sek. | Sätze | Seite |
|---|---|---|---|---|---|
| 1 | Hampelmann im Wechsel-schritt | 30 Sek. | 20 | 3 | 28 |
| 2 | Crunch | 15 Wdh. | 20 | 3 | 25 |
| 3 | Hüftrollen | 30 Sek. | 20 | 3 | 27 |
| 4 | Kniebeuge | 15 Wdh. | 20 | 3 | 15 |
| 5 | Paddeln in Bauchlage | 30 Sek. | 20 | 3 | 19 |
| 6 | Dynamischer Seitstütz mit abgelegten Knien | 15 Wdh. je Seite | 20 | 3 | 23 |

# 6 Ganzkörperworkout 6 für Einsteiger

Trainingsdauer: 15 Min.

1 2 3

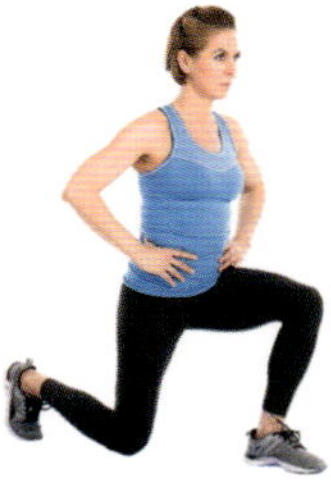

1 Ausfallschritt

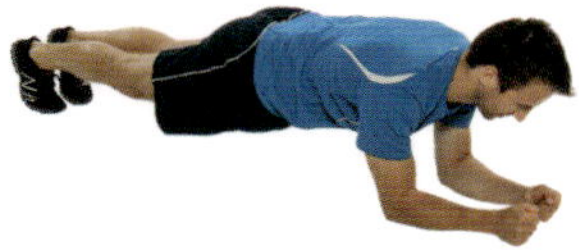

2 Unterarmstütz

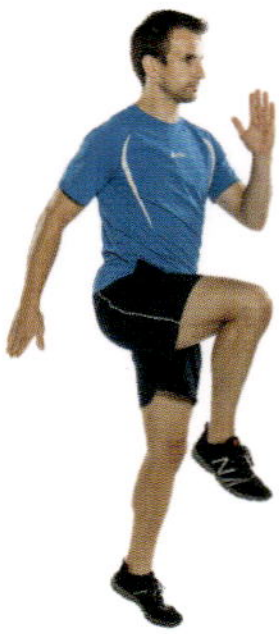

3 Kniehebelauf

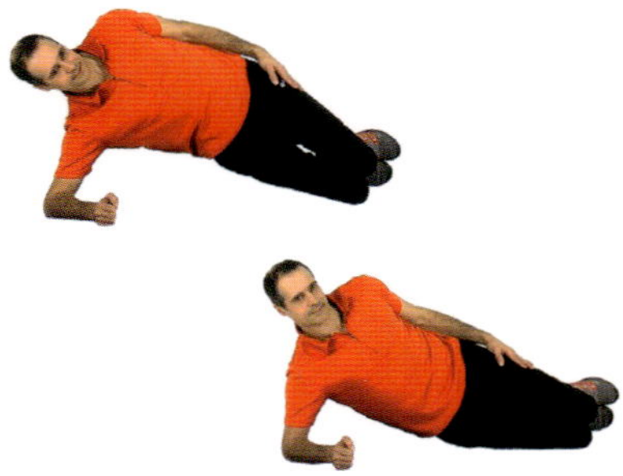

4 Dynamischer Seitstütz mit abgelegten Knien

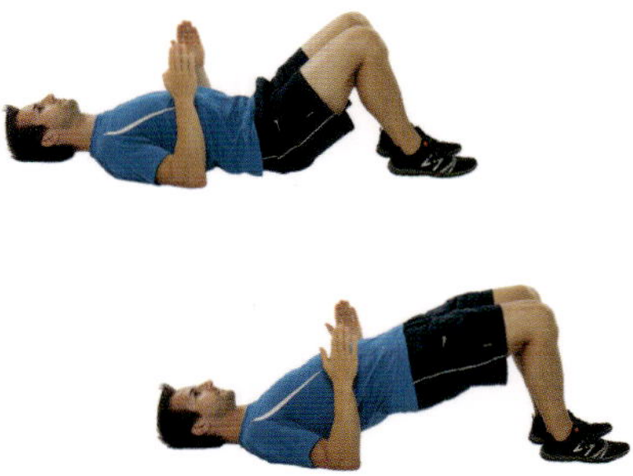

5 Brücke

# 6 Ganzkörperworkout 6 für Einsteiger

Trainingsdauer: 15 Min.

1 2 3

| | Übungen | Wiederholungen/ Belastungszeit | Pause in Sek. | Sätze | Seite |
|---|---|---|---|---|---|
| 1 | Ausfallschritt | 30 Sek. | 20 | 3 | 15 |
| 2 | Unterarmstütz | 30 Sek. | 20 | 3 | 21 |
| 3 | Kniehebelauf | 30 Sek. | 20 | 3 | 28 |
| 4 | Dynamischer Seitstütz mit abgelegten Knien | 30 Sek. je Seite | 20 | 3 | 23 |
| 5 | Brücke | 15 Wdh. | 20 | 3 | 16 |

# 7 Ganzkörperworkout 7 für Einsteiger

Trainingsdauer: 15 Min. | Benötigtes Hilfsmittel: Stuhl

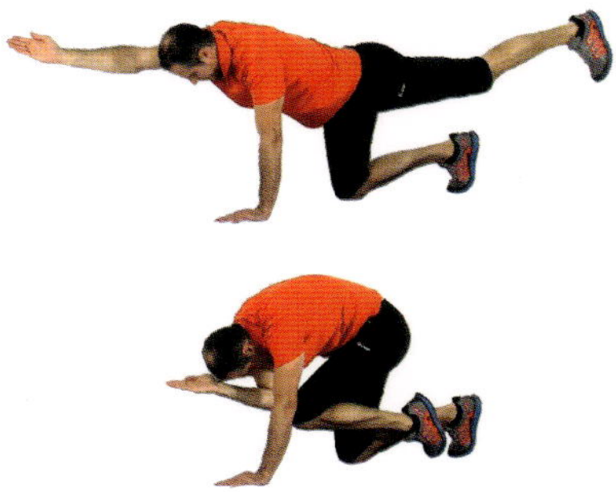

1 Crunch aus dem Vierfüßlerstand

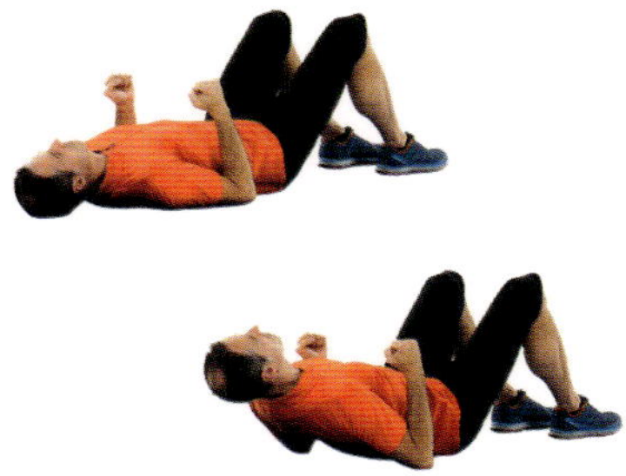

2 Latrudern

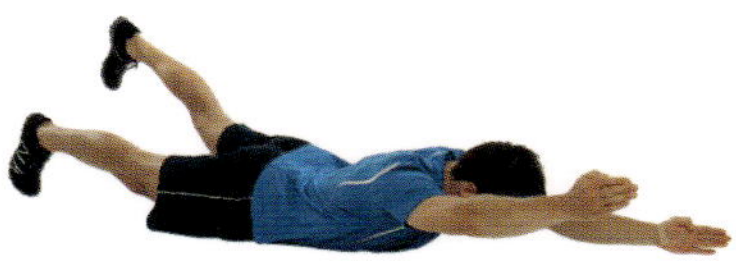

3 Rückenkräftigung in Bauchlage

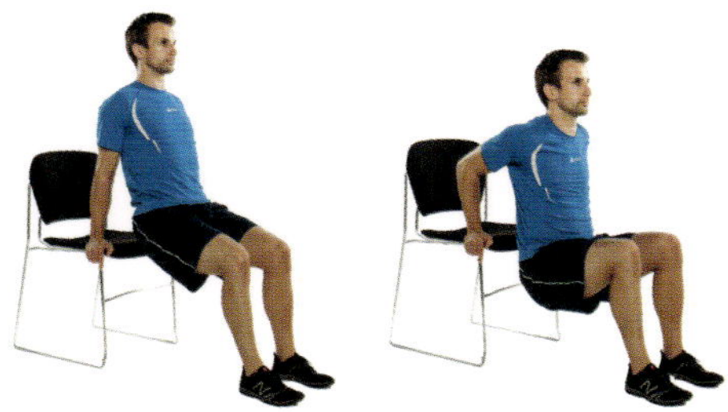

4 Dip am Stuhl, Beine angewinkelt

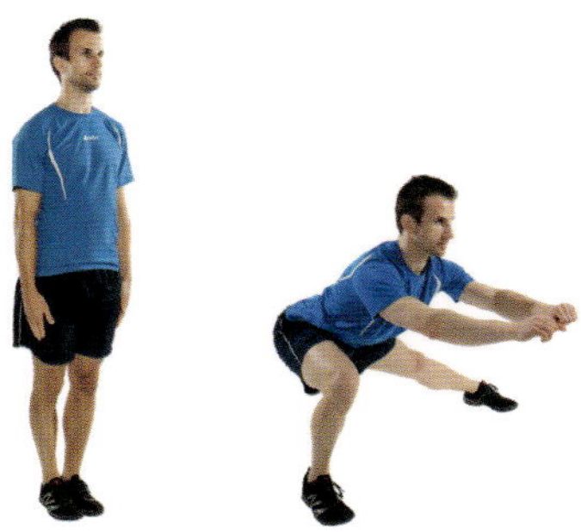

5 Seitlicher Ausfallschritt

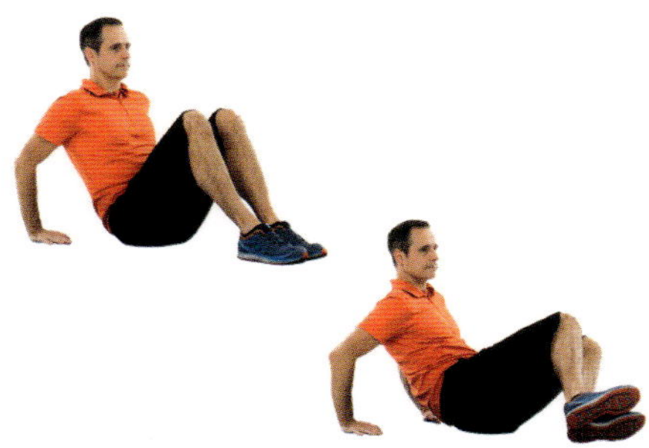

6 Bauchwipper

# 7 Ganzkörperworkout 7 für Einsteiger

Trainingsdauer: 15 Min. | Benötigtes Hilfsmittel: Stuhl

1 2 3

| | Übungen | Wiederholungen/ Belastungszeit | Pause in Sek. | Sätze | Seite |
|---|---|---|---|---|---|
| 1 | Crunch aus dem Vierfüßlerstand | 10 Wdh. je Seite | 20 | 3 | 21 |
| 2 | Latrudern | 10 Wdh. | 20 | 3 | 20 |
| 3 | Rückenkräftigung in Bauchlage | 30 Sek. | 20 | 3 | 19 |
| 4 | Dip am Stuhl, Beine angewinkelt | 10 Wdh. | 20 | 3 | 19 |
| 5 | Seitlicher Ausfallschritt | 10 Wdh. je Seite | 20 | 3 | 16 |
| 6 | Bauchwipper | 30 Sek. | 20 | 3 | 26 |

# 8 Ganzkörperworkout 8 für Einsteiger

Trainingsdauer: 15 Min.

1 2 3

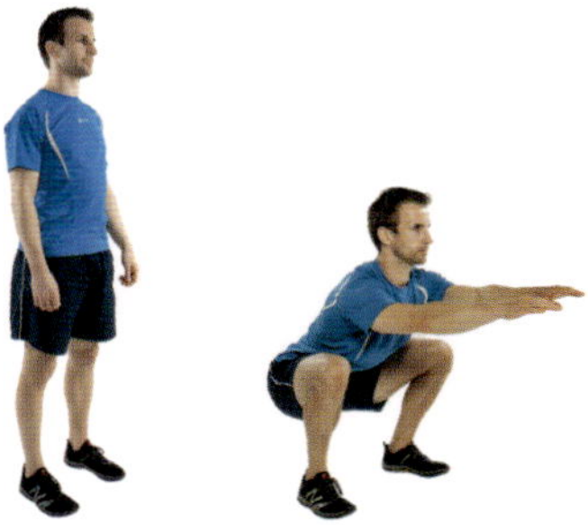

1 Kniebeuge

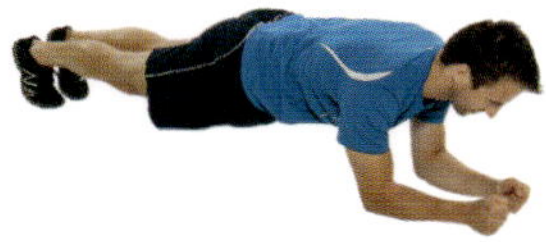

2 Unterarmstütz

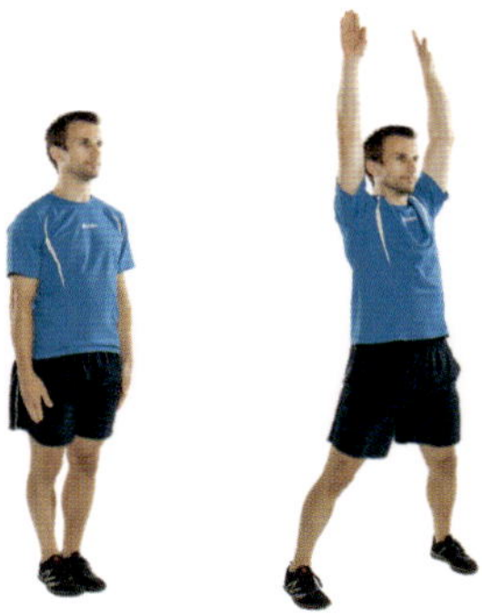

3 Hampelmann

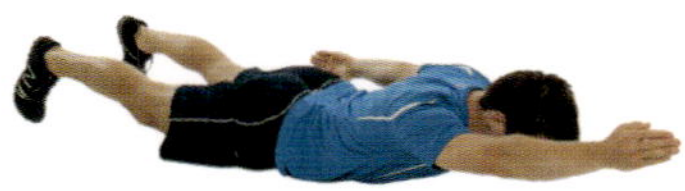

4 Paddeln in Bauchlage

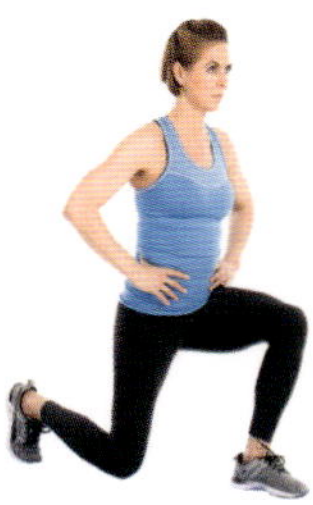

5 Ausfallschritt

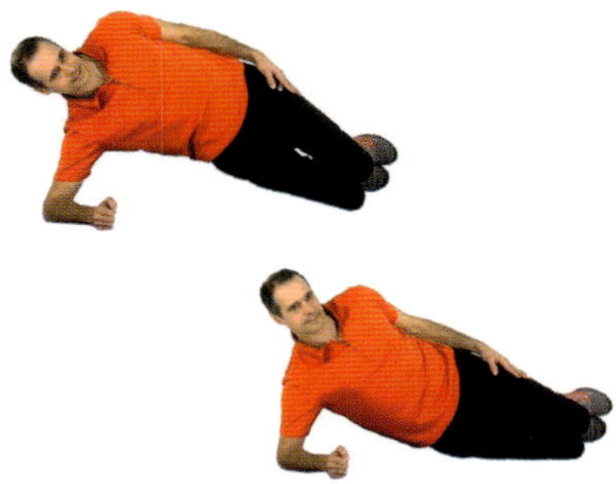

6 Dynamischer Seitstütz mit abgelegten Knien

# 8 Ganzkörperworkout 8 für Einsteiger

Trainingsdauer: 15 Min.

1 2 3

| | Übungen | Wiederholungen/ Belastungszeit | Pause in Sek. | Sätze | Seite |
|---|---|---|---|---|---|
| 1 | Kniebeuge | 10 Wdh. | 20 | 3 | 15 |
| 2 | Unterarmstütz | 30 Sek. | 20 | 3 | 21 |
| 3 | Hampelmann | 30 Sek. | 20 | 3 | 27 |
| 4 | Paddeln in Bauchlage | 30 Sek. | 20 | 3 | 19 |
| 5 | Ausfallschritt | 30 Sek. | 20 | 3 | 15 |
| 6 | Dynamischer Seitstütz mit abgelegten Knien | 30 Sek. je Seite | 20 | 3 | 23 |

# 9 Ganzkörperworkout 1 für Fortgeschrittene

Trainingsdauer: 20 Min.

1 **2** 3

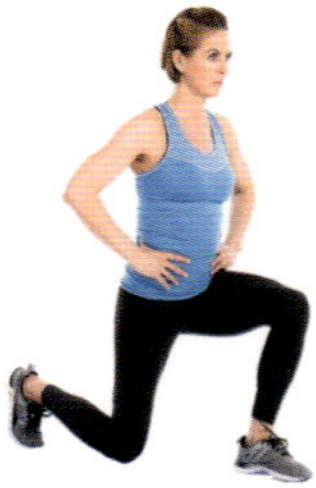

1 Ausfallschritt

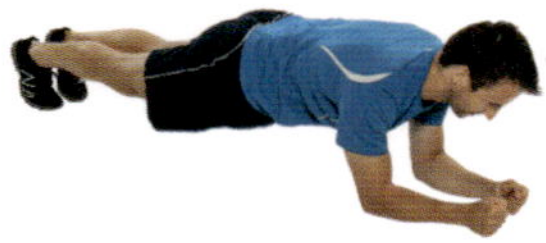

2 Unterarmstütz

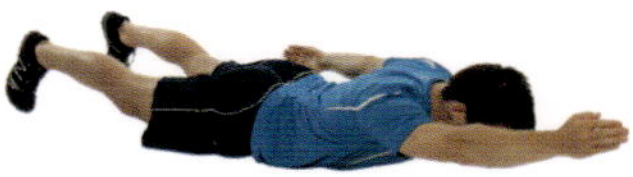

3 Paddeln in Bauchlage

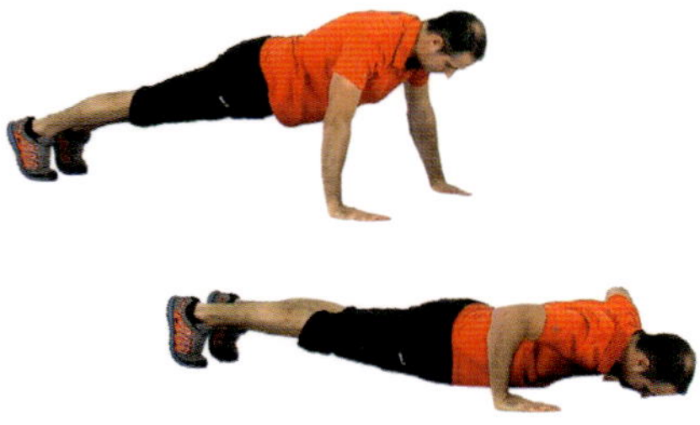

4 Liegestütz

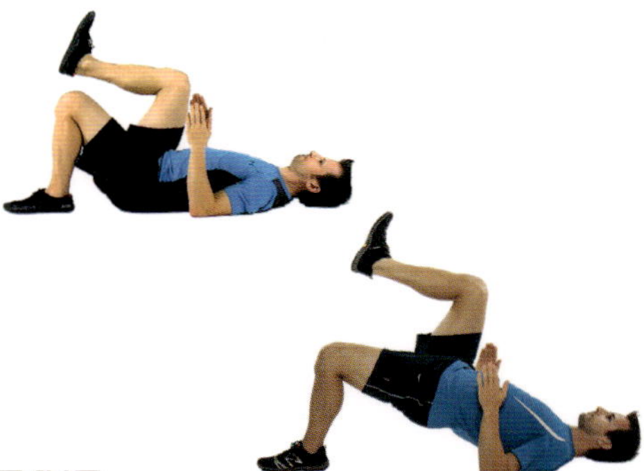

5 Einbeinige Brücke

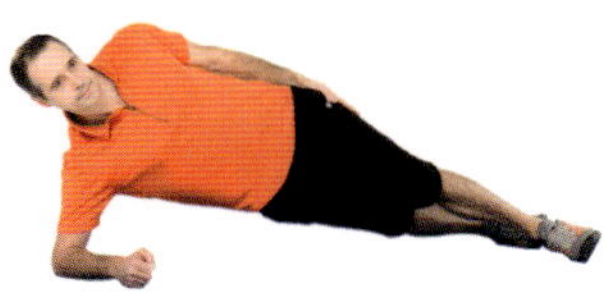

6 Seitstütz

# 9 Ganzkörperworkout 1 für Fortgeschrittene

Trainingsdauer: 20 Min.

1 2 3

| | Übungen | Wiederholungen/ Belastungszeit | Pause in Sek. | Sätze | Seite |
|---|---|---|---|---|---|
| 1 | Ausfallschritt | 40 Sek. | 20 | 3 | 15 |
| 2 | Unterarmstütz | 40 Sek. | 20 | 3 | 21 |
| 3 | Paddeln in Bauchlage | 40 Sek. | 20 | 3 | 19 |
| 4 | Liegestütz | 15 Wdh. | 20 | 3 | 18 |
| 5 | Einbeinige Brücke | 15 Wdh. je Seite | 20 | 3 | 16 |
| 6 | Seitstütz | 40 Sek. je Seite | 20 | 3 | 23 |

# 10 Ganzkörperworkout 2 für Fortgeschrittene

Trainingsdauer: 20 Min. | Benötigtes Hilfsmittel: Stuhl

1 2 3

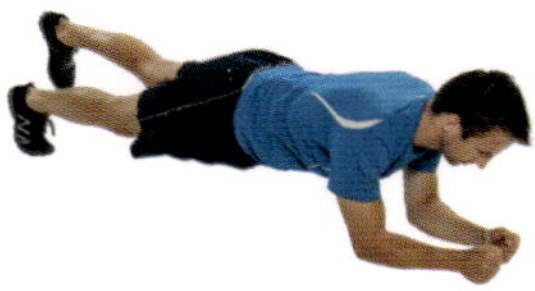

1 Unterarmstütz mit Marschieren

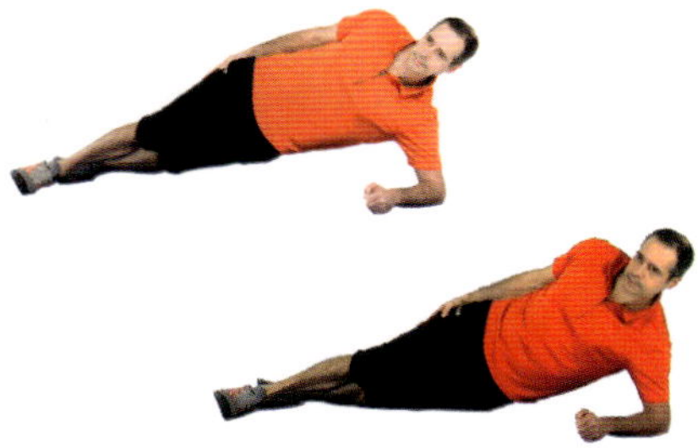

2 Dynamischer Seitstütz

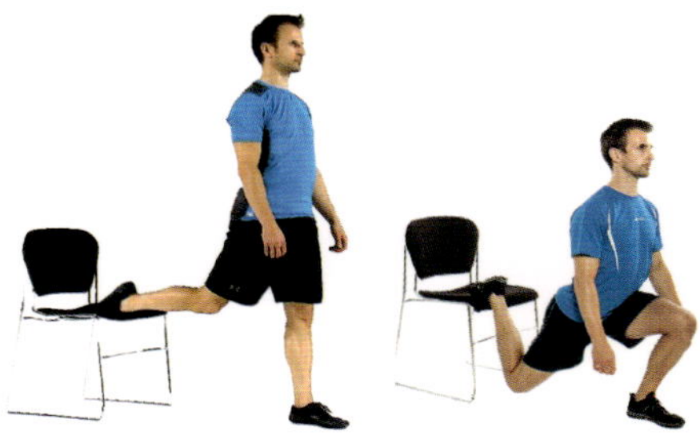

3 Erhöhte einbeinige Kniebeuge

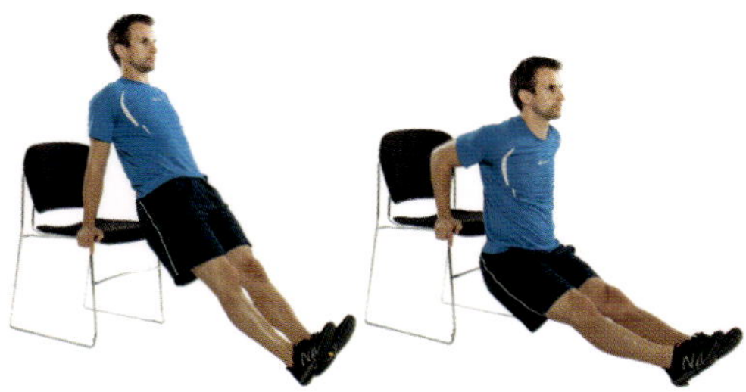

4 Dip am Stuhl, Beine gestreckt

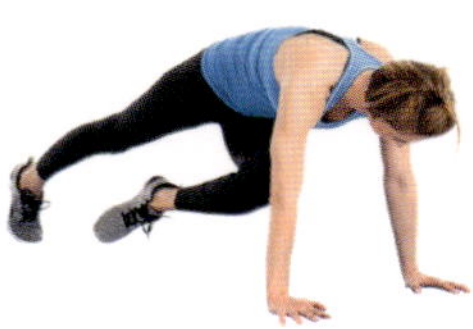

5 Bergsteiger diagonal

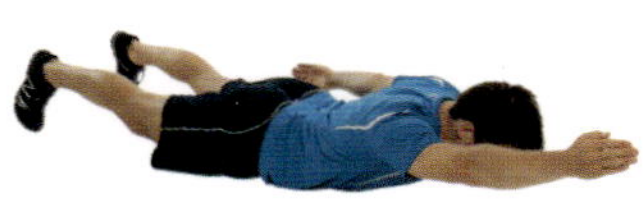

6 Paddeln in Bauchlage

# 10 Ganzkörperworkout 2 für Fortgeschrittene

Trainingsdauer: 20 Min. | Benötigtes Hilfsmittel: Stuhl

1 **2** 3

| | Übungen | Wiederholungen/ Belastungszeit | Pause in Sek. | Sätze | Seite |
|---|---|---|---|---|---|
| **1** | Unterarmstütz mit Marschieren | 40 Sek. | 20 | 3 | 21 |
| **2** | Dynamischer Seitstütz | 40 Sek. je Seite | 20 | 3 | 23 |
| **3** | Erhöhte einbeinige Kniebeuge | 12 Wdh. je Seite | 20 | 3 | 17 |
| **4** | Dip am Stuhl, Beine gestreckt | 12 Wdh. | 20 | 3 | 20 |
| **5** | Bergsteiger diagonal | 40 Sek. | 20 | 3 | 22 |
| **6** | Paddeln in Bauchlage | 40 Sek. | 20 | 3 | 19 |

# 11 Ganzkörperworkout 3 für Fortgeschrittene

Trainingsdauer: 20 Min.

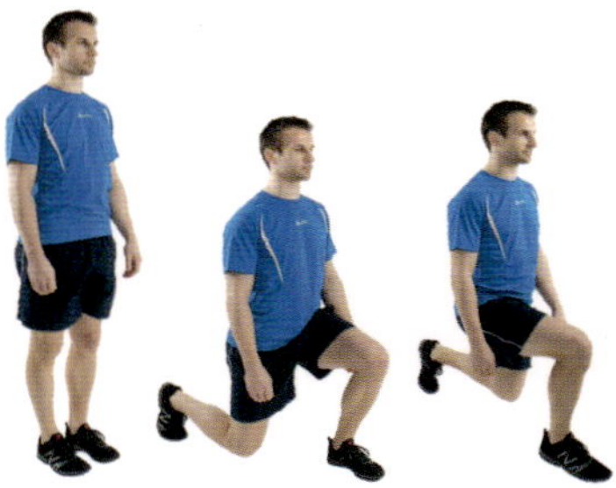

1 Ausfallschritt-kombination

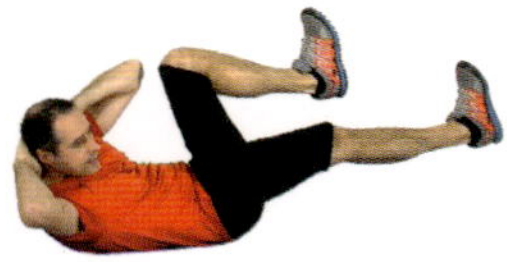

2 Käfer

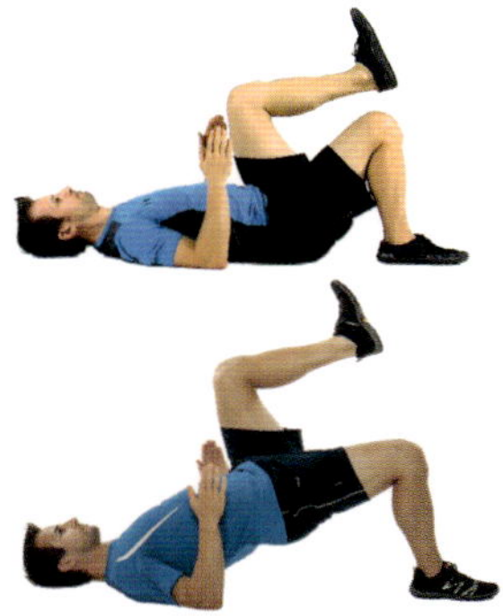

3 Einbeinige Brücke

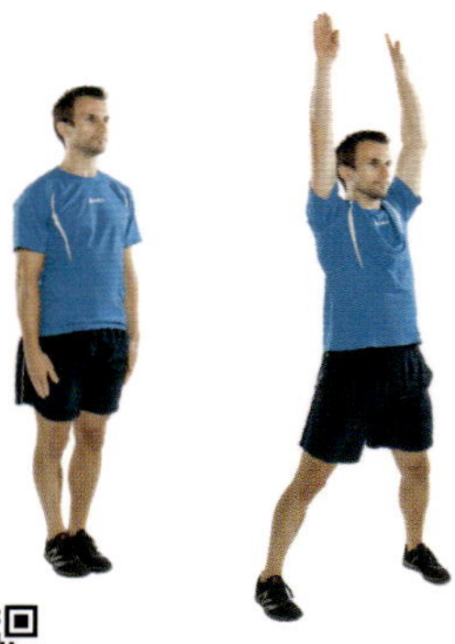

4 Hampelmann

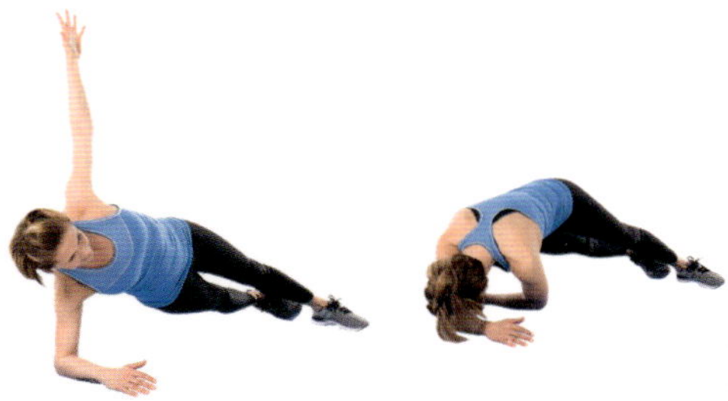

5 Seitstütz mit Durchtauchen

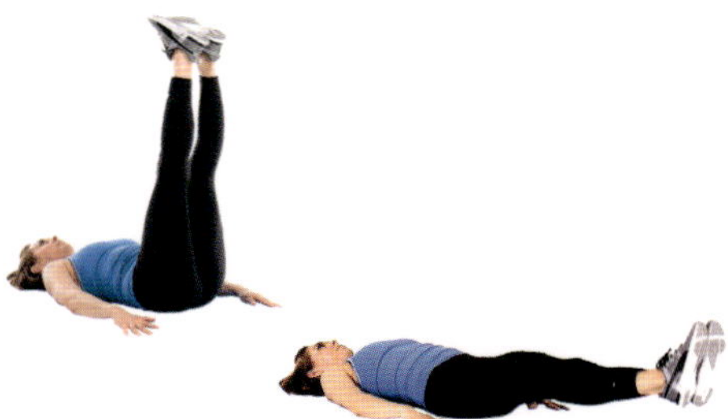

6 Beinheben im Liegen

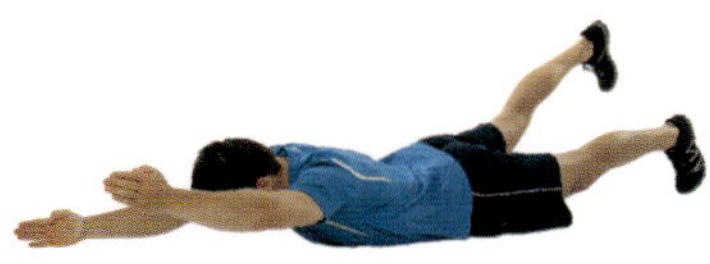

7 Rückenkräftigung in Bauchlage

# 11 Ganzkörperworkout 3 für Fortgeschrittene

Trainingsdauer: 20 Min.

1 2 3

| | Übungen | Wiederholungen/ Belastungszeit | Pause in Sek. | Sätze | Seite |
|---|---|---|---|---|---|
| 1 | Ausfallschrittkombination | 40 Sek. je Seite | 20 | 2 | 15 |
| 2 | Käfer | 40 Sek. | 20 | 2 | 26 |
| 3 | Einbeinige Brücke | 15 Wdh. je Seite | 20 | 2 | 16 |
| 4 | Hampelmann | 40 Sek. | 20 | 2 | 27 |
| 5 | Seitstütz mit Durchtauchen | 40 Sek. je Seite | 20 | 2 | 24 |
| 6 | Beinheben im Liegen | 15 Wdh. | 20 | 2 | 27 |
| 7 | Rückenkräftigung in Bauchlage | 40 Sek. | 20 | 2 | 19 |

# 12 Ganzkörperworkout 4 für Fortgeschrittene

Trainingsdauer: 10 Min.

1 **2** 3

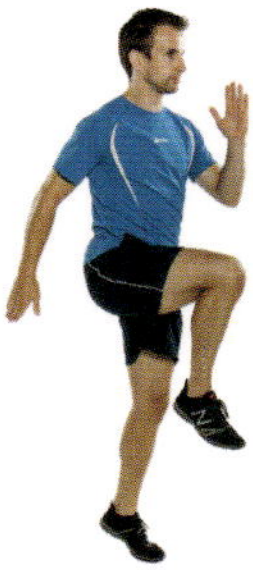

1 Kniehebelauf

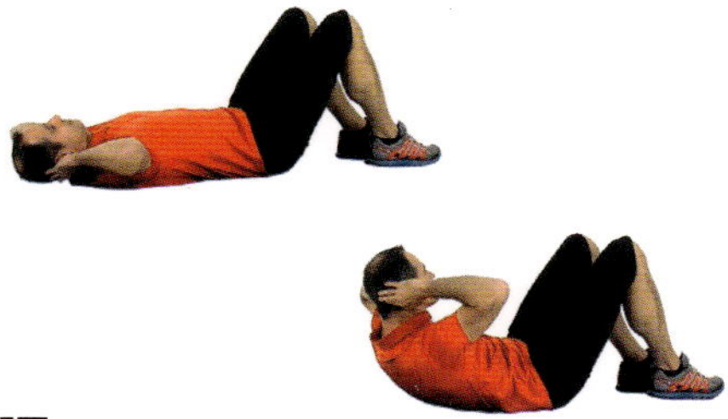

2 Crunch

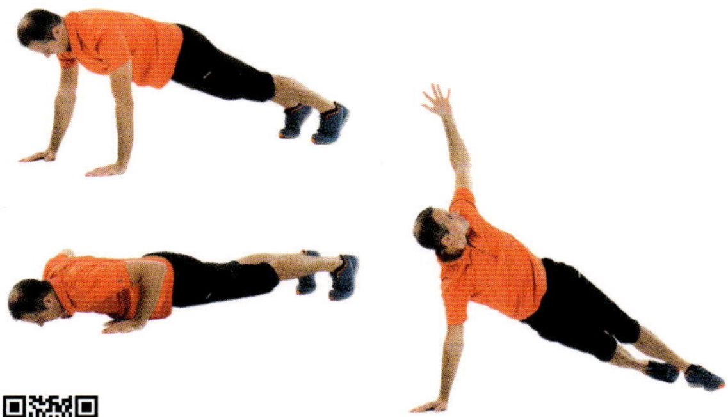

3 Powerstütz

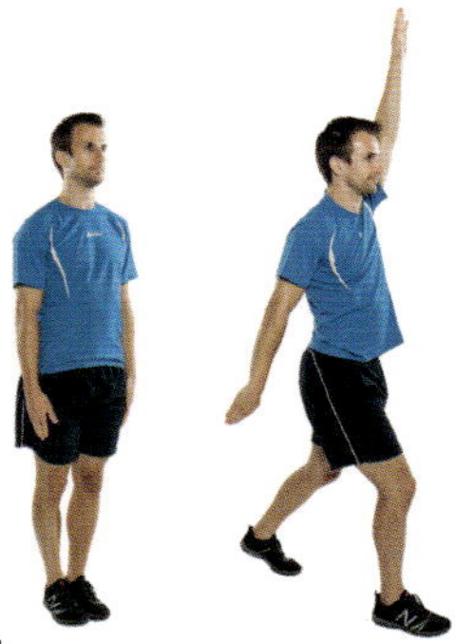

4 Hampelmann im Wechselschritt

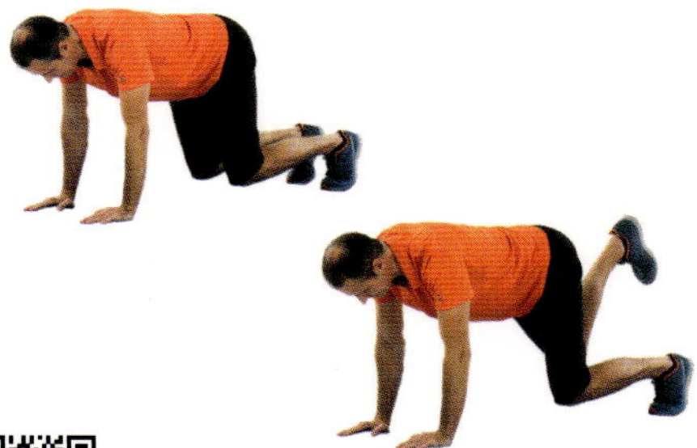

5 Hacker im Vierfüßlerstand

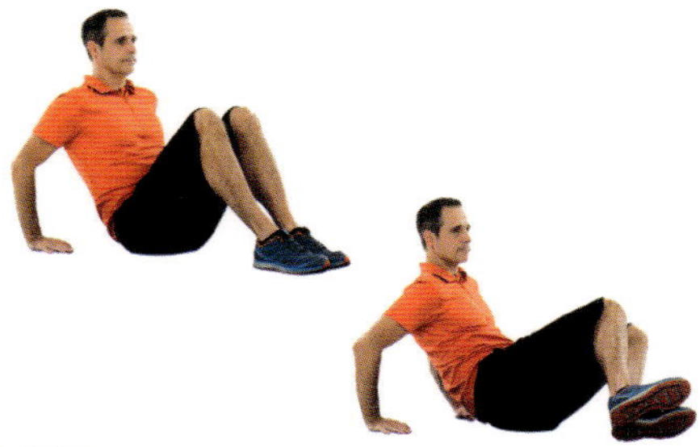

6 Bauchwipper

# 12 Ganzkörperworkout 4 für Fortgeschrittene

Trainingsdauer: 10 Min.

1 2 3

| | Übungen | Wiederholungen/ Belastungszeit | Pause in Sek. | Sätze | Seite |
|---|---|---|---|---|---|
| 1 | Kniehebelauf | 40 Sek. | 20 | 2 | 28 |
| 2 | Crunch | 15 Wdh. | 20 | 2 | 25 |
| 3 | Powerstütz | 40 Sek. | 20 | 2 | 25 |
| 4 | Hampelmann im Wechsel-schritt | 40 Sek. | 20 | 2 | 28 |
| 5 | Hacker im Vierfüßlerstand | 40 Sek. | 20 | 2 | 22 |
| 6 | Bauchwipper | 40 Sek. | 20 | 2 | 26 |

# 13 Ganzkörperworkout 5 für Fortgeschrittene

Trainingsdauer: 15 Min.

1 **2** 3

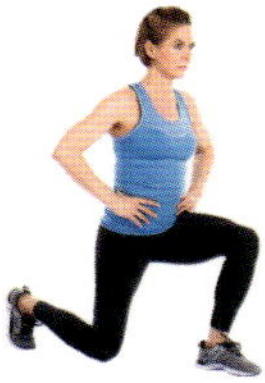

1 Ausfallschritt

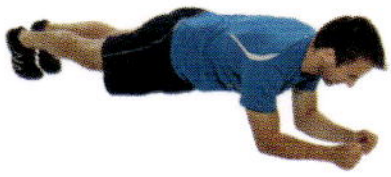

2 Unterarm-stütz

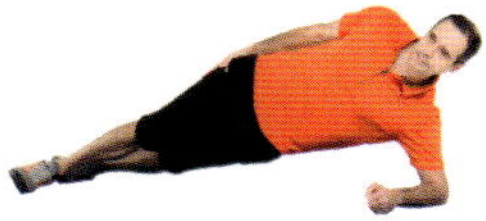

3 Seitstütz

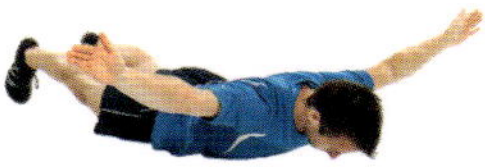

4 Armheben aus der Bauchlage

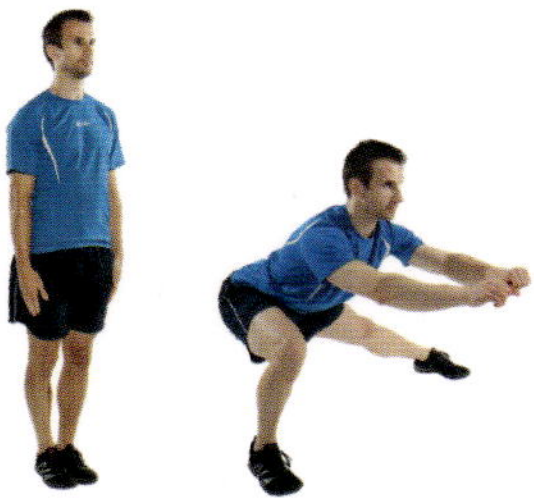

5 Seitlicher Ausfallschritt

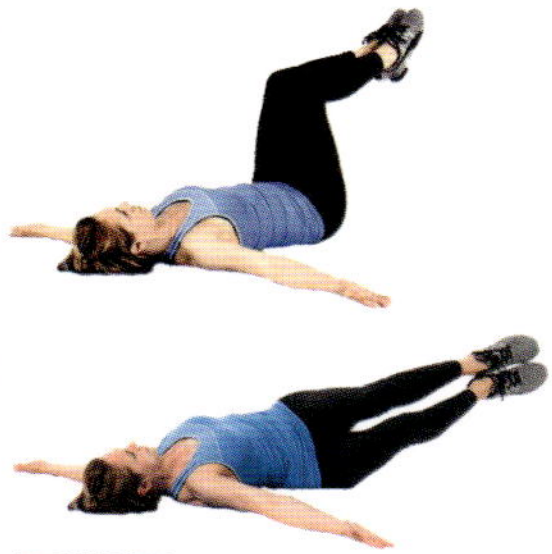

6 Hüftrollen

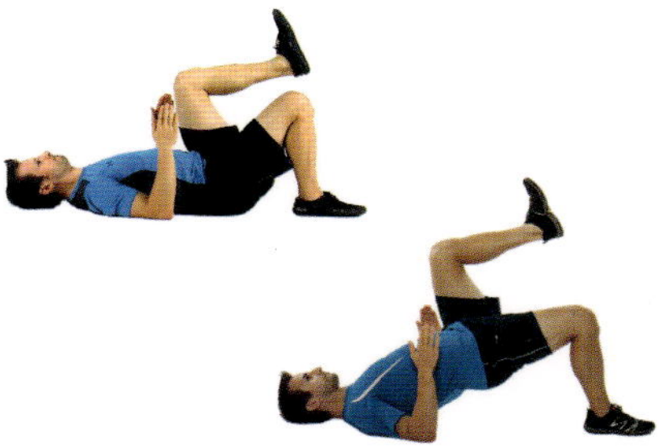

7 Einbeinige Brücke

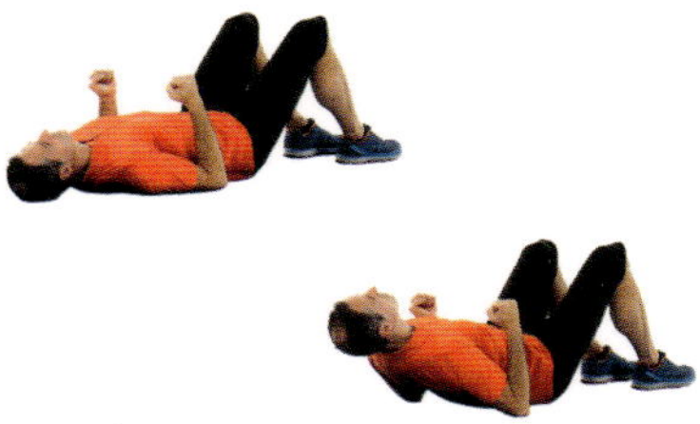

8 Latrudern

# 13 Ganzkörperworkout 5 für Fortgeschrittene

Trainingsdauer: 15 Min.

1 **2** 3

| | Übungen | Wiederholungen/ Belastungszeit | Pause in Sek. | Sätze | Seite |
|---|---|---|---|---|---|
| 1 | Ausfallschritt | 40 Sek. | 20 | 2 | 15 |
| 2 | Unterarmstütz | 40 Sek. | 20 | 2 | 21 |
| 3 | Seitstütz | 40 Sek. je Seite | 20 | 2 | 23 |
| 4 | Armheben aus der Bauchlage | 15 Wdh. | 20 | 2 | 18 |
| 5 | Seitlicher Ausfallschritt | 15 Wdh. je Seite | 20 | 2 | 16 |
| 6 | Hüftrollen | 40 Sek. | 20 | 2 | 27 |
| 7 | Einbeinige Brücke | 15 Wdh. je Seite | 20 | 2 | 16 |
| 8 | Latrudern | 15 Wdh. | 20 | 2 | 20 |

# 14 Ganzkörperworkout 6 für Fortgeschrittene

Trainingsdauer: 15 Min. | Benötigtes Hilfsmittel: Stuhl

1 2 3

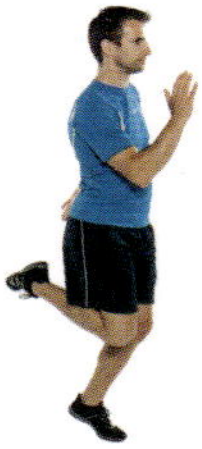

1 Anfersen

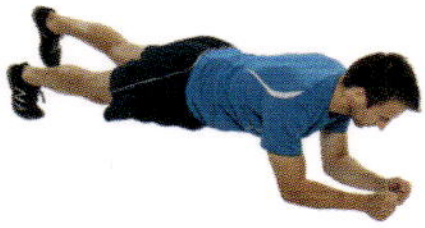

2 Unterarmstütz mit Marschieren

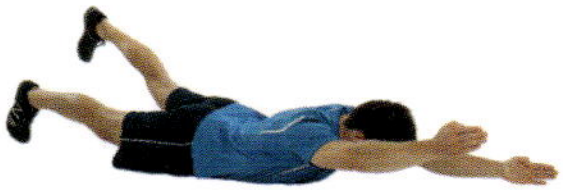

3 Rückenkräftigung in Bauchlage

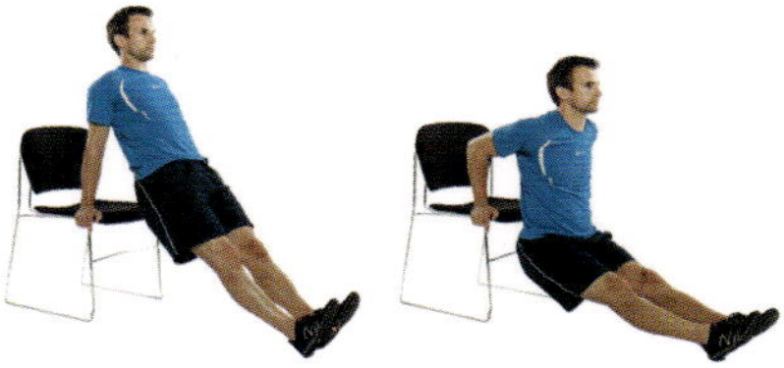

4 Dip am Stuhl, Beine gestreckt

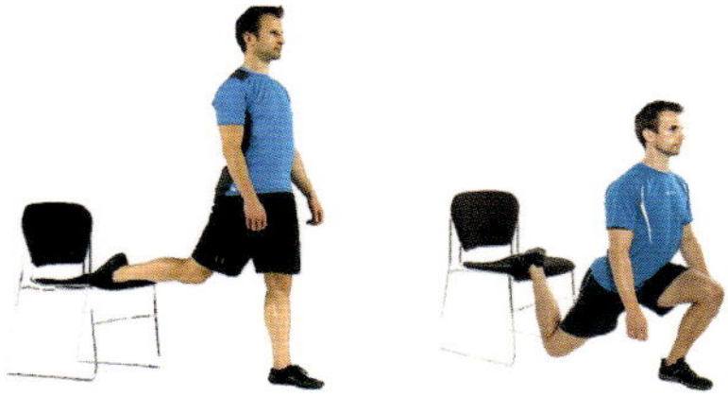

5 Erhöhte einbeinige Kniebeuge

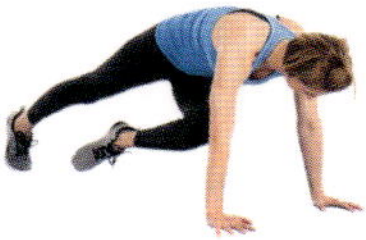

6 Bergsteiger diagonal

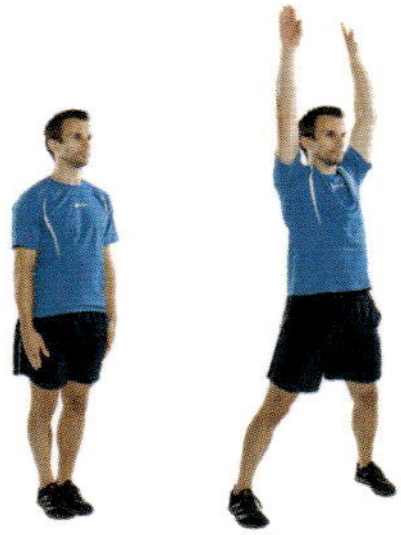

7 Hampelmann

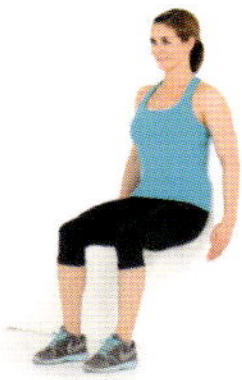

8 Wandsitz

# 14 Ganzkörperworkout 6 für Fortgeschrittene

Trainingsdauer: 15 Min. | Benötigtes Hilfsmittel: Stuhl

1 **2** 3

| | Übungen | Wiederholungen/ Belastungszeit | Pause in Sek. | Sätze | Seite |
|---|---|---|---|---|---|
| 1 | Anfersen | 40 Sek. | 20 | 2 | 28 |
| 2 | Unterarmstütz mit Marschieren | 40 Sek. | 20 | 2 | 21 |
| 3 | Rückenkräftigung in Bauchlage | 40 Sek. | 20 | 2 | 19 |
| 4 | Dip am Stuhl, Beine gestreckt | 15 Wdh. | 20 | 2 | 20 |
| 5 | Erhöhte einbeinige Kniebeuge | 15 Wdh. je Seite | 20 | 2 | 17 |
| 6 | Bergsteiger diagonal | 40 Sek. | 20 | 2 | 22 |
| 7 | Hampelmann | 40 Sek. | 20 | 2 | 27 |
| 8 | Wandsitz | 40 Sek. | 20 | 2 | 17 |

# 15 Ganzkörperworkout 1 für Profis

Trainingsdauer: 30 Min.

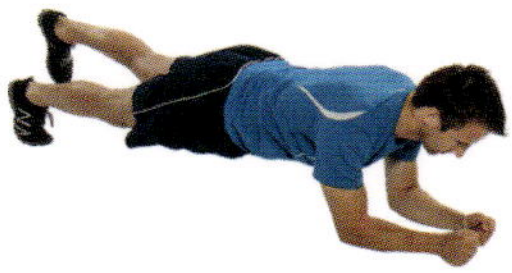

1 Unterarmstütz mit Marschieren

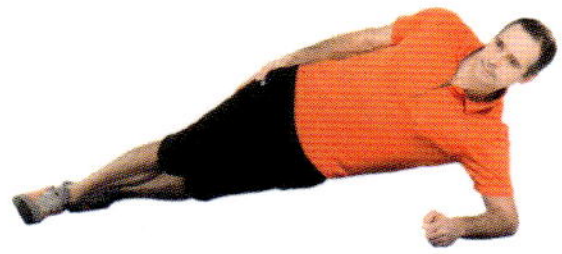

2 Seitstütz

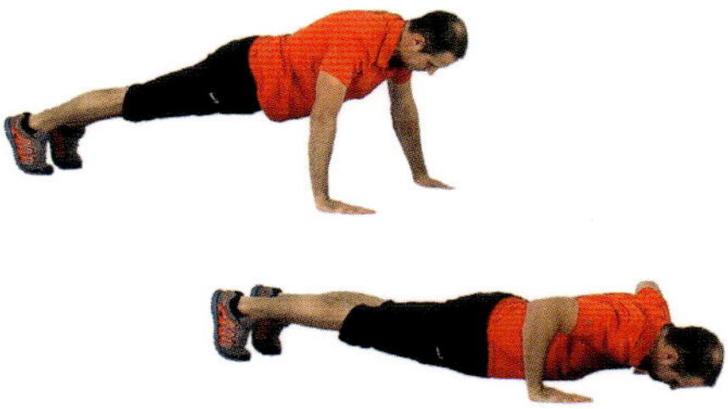

3 Liegestütz

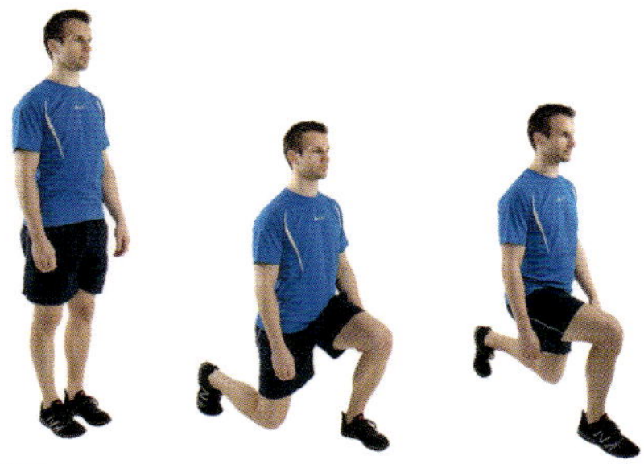

4 Ausfallschrittkombination

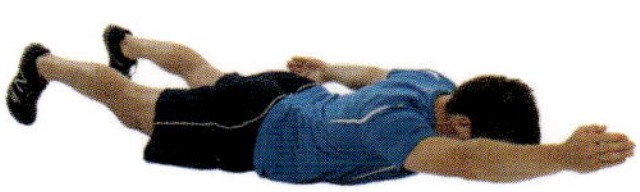

5 Paddeln in Bauchlage

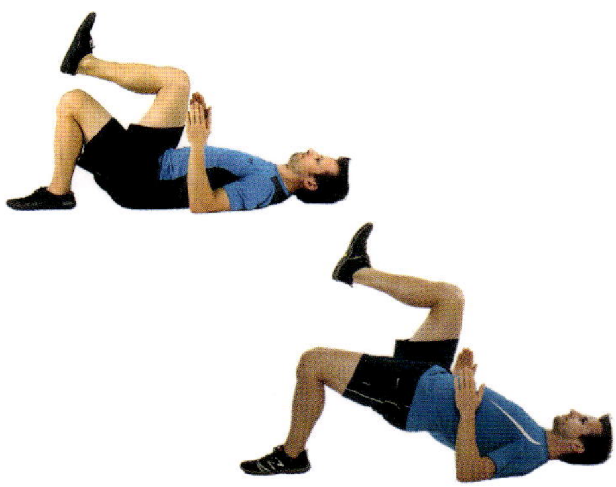

6 Einbeinige Brücke

# 15 Ganzkörperworkout 1 für Profis

Trainingsdauer: 30 Min.

1 2 **3**

| | Übungen | Wiederholungen/ Belastungszeit | Pause in Sek. | Sätze | Seite |
|---|---|---|---|---|---|
| 1 | Unterarmstütz mit Marschieren | 60 Sek. | 15 | 3 | 21 |
| 2 | Seitstütz | 60 Sek. je Seite | 15 | 3 | 23 |
| 3 | Liegestütz | 20 Wdh. | 15 | 3 | 18 |
| 4 | Ausfallschrittkombination | 60 Sek. je Seite | 15 | 3 | 15 |
| 5 | Paddeln in Bauchlage | 60 Sek. | 15 | 3 | 19 |
| 6 | Einbeinige Brücke | 20 Wdh. je Seite | 15 | 3 | 16 |

# 16 Ganzkörperworkout 2 für Profis

Trainingsdauer: 20 Min.

1 2 **3**

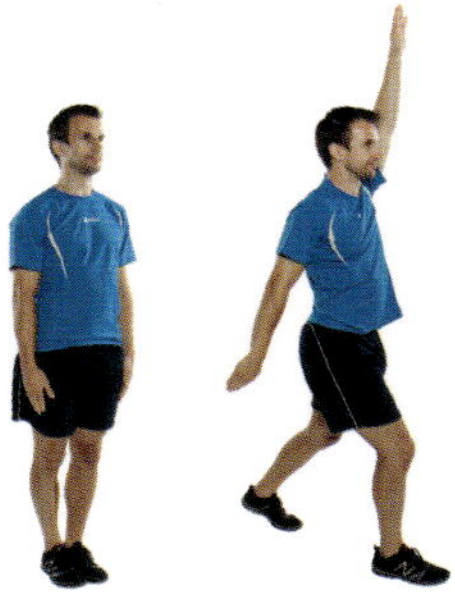

1 Hampelmann im Wechselschritt

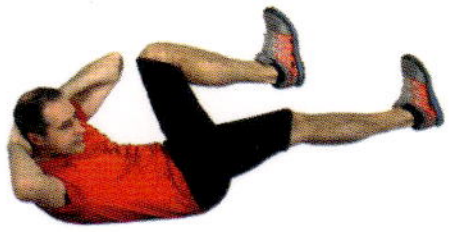

2 Käfer

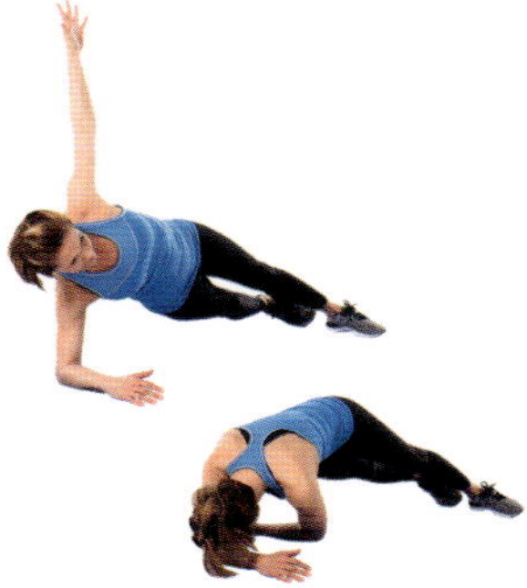

3 Seitstütz mit Durchtauchen

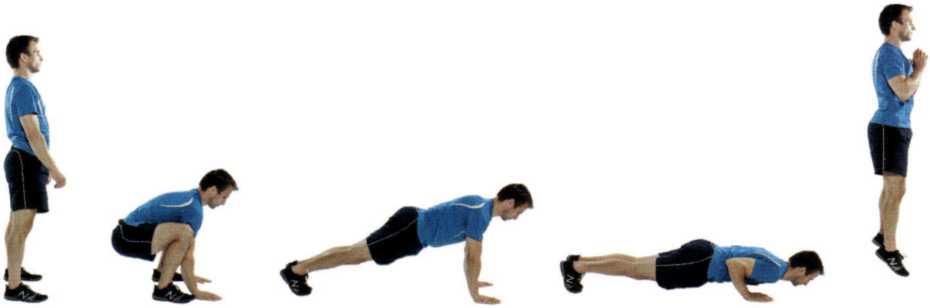

4 Burpee

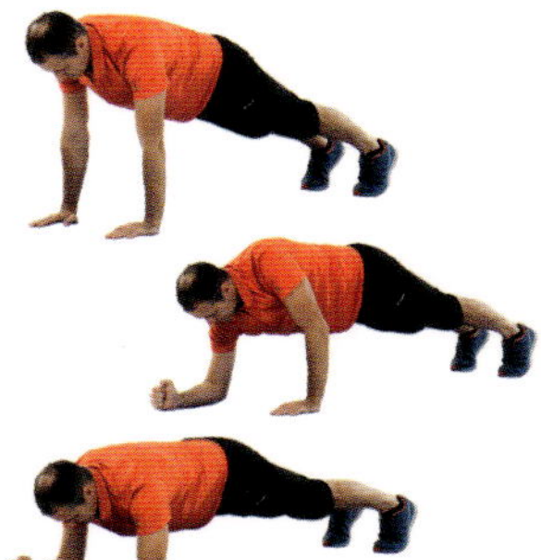

5 Wechselbrett

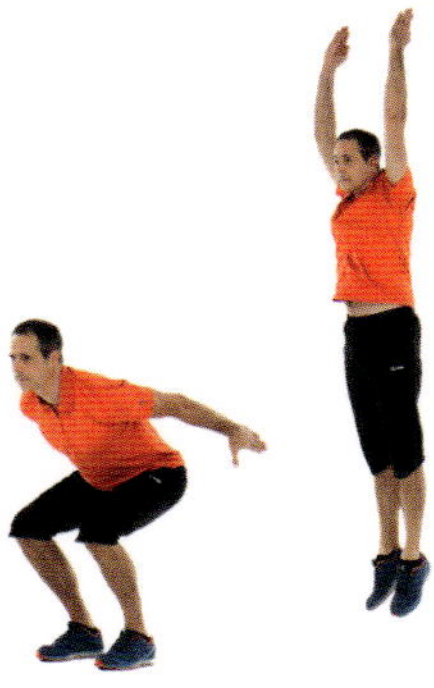

6 Sprungkniebeuge

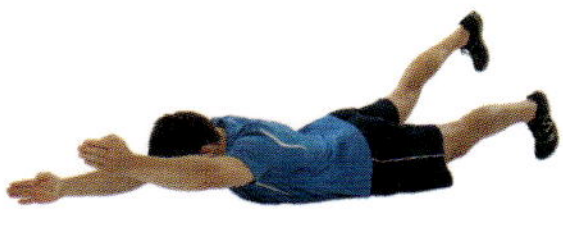

7 Rückenkräftigung in Bauchlage

# 16 Ganzkörperworkout 2 für Profis

Trainingsdauer: 20 Min.

1 2 **3**

| | Übungen | Wiederholungen/ Belastungszeit | Pause in Sek. | Sätze | Seite |
|---|---|---|---|---|---|
| 1 | Hampelmann im Wechsel-schritt | 60 Sek. | 15 | 2 | 28 |
| 2 | Käfer | 60 Sek. | 15 | 2 | 26 |
| 3 | Seitstütz mit Durchtauchen | 60 Sek. je Seite | 15 | 2 | 24 |
| 4 | Burpee | 60 Sek. | 15 | 2 | 29 |
| 5 | Wechselbrett | 60 Sek. | 15 | 2 | 22 |
| 6 | Sprungkniebeuge | 60 Sek. | 15 | 2 | 29 |
| 7 | Rückenkräftigung in Bauch-lage | 60 Sek. | 15 | 2 | 19 |

# 17 Ganzkörperworkout 3 für Profis

Trainingsdauer: 20 Min. | Benötigtes Hilfsmittel: Stuhl

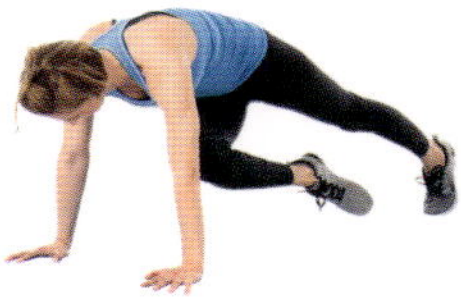

1 Bergsteiger diagonal

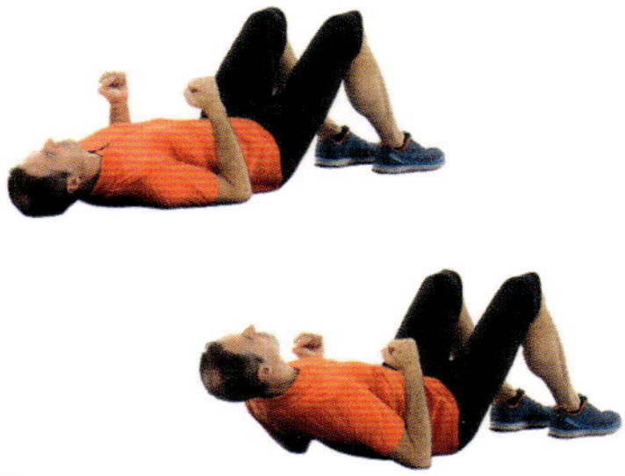

2 Latrudern

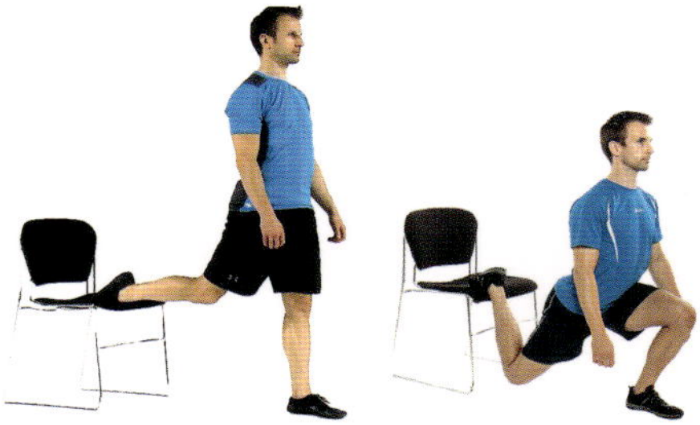

3 Erhöhte einbeinige Kniebeuge

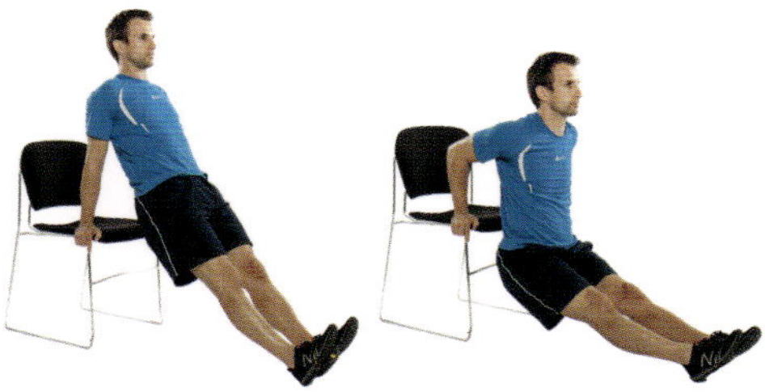

4 Dip am Stuhl, Beine gestreckt

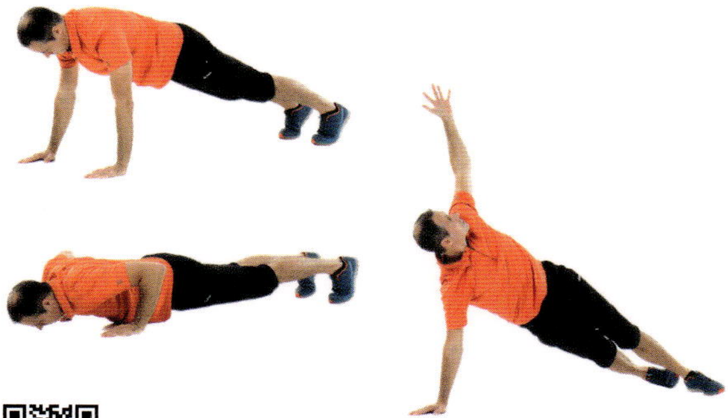

5 Powerstütz

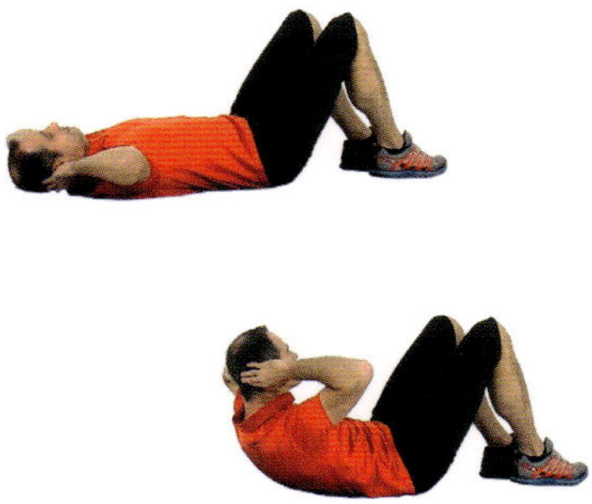

6 Crunch

# 17 Ganzkörperworkout 3 für Profis

Trainingsdauer: 20 Min. | Benötigtes Hilfsmittel: Stuhl

1 2 **3**

| | Übungen | Wiederholungen/ Belastungszeit | Pause in Sek. | Sätze | Seite |
|---|---|---|---|---|---|
| 1 | Bergsteiger diagonal | 60 Sek. | 15 | 3 | 22 |
| 2 | Latrudern | 20 Wdh. | 15 | 3 | 20 |
| 3 | Erhöhte einbeinige Kniebeuge | 20 Wdh. je Seite | 15 | 3 | 17 |
| 4 | Dip am Stuhl, Beine gestreckt | 20 Wdh. | 15 | 3 | 20 |
| 5 | Powerstütz | 60 Sek. | 15 | 3 | 25 |
| 6 | Crunch | 20 Wdh. | 15 | 3 | 25 |

# 18 Ganzkörperworkout 4 für Profis

Trainingsdauer: 35 Min.

1 2 **3**

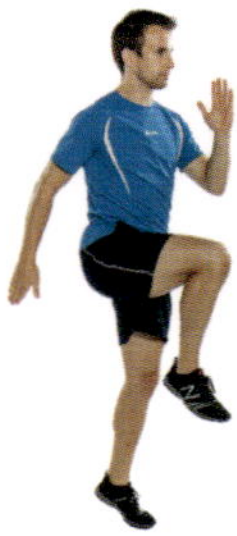

1 Kniehebelauf

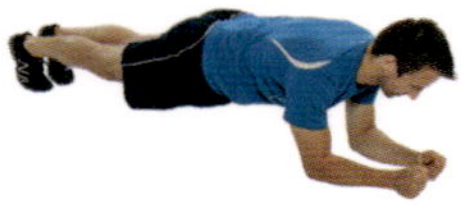

2 Unterarmstütz

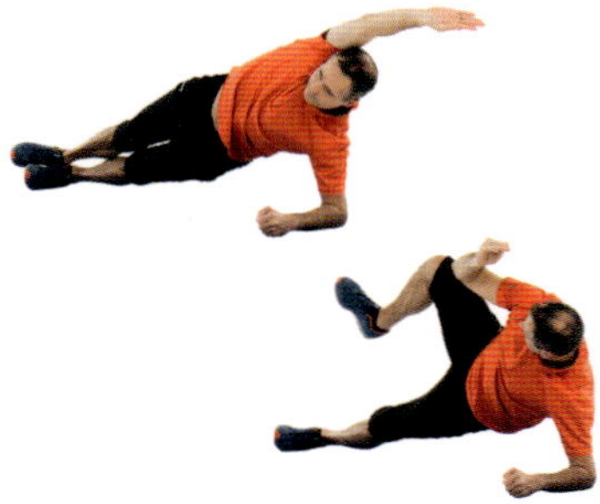

3 Seitstütz mit seitlichem Crunch

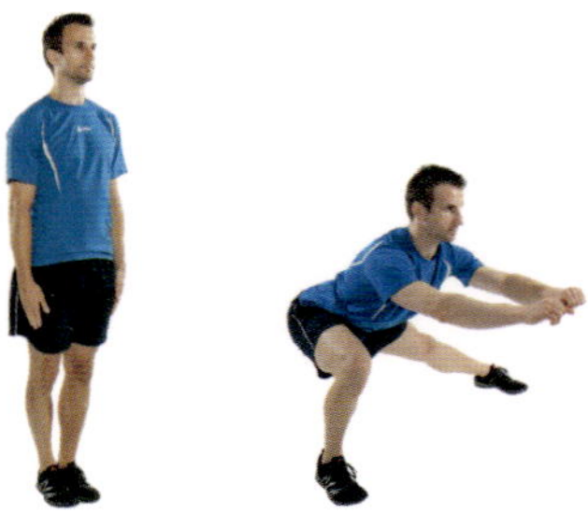

4 Seitlicher Ausfallschritt

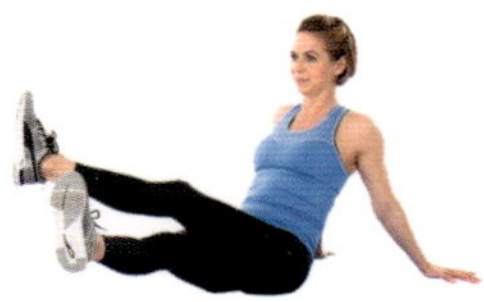

5 Beinschere

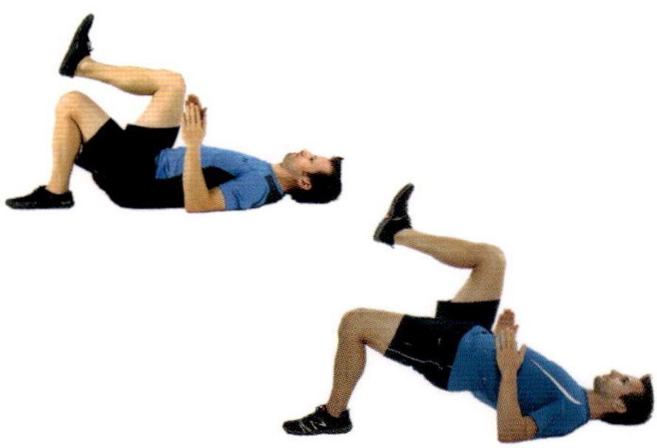

6 Einbeinige Brücke

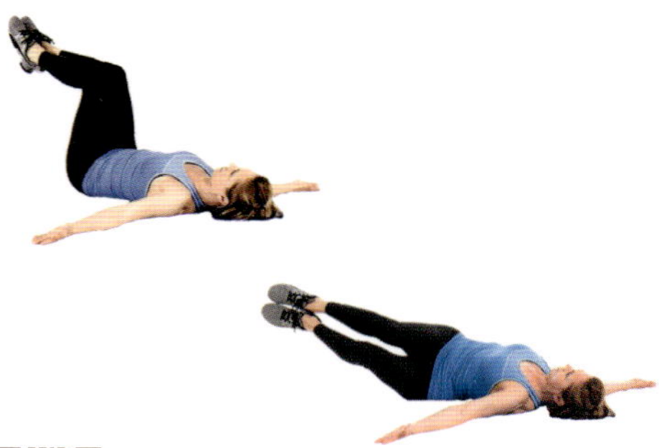

7 Hüftrollen

# 18 Ganzkörperworkout 4 für Profis

Trainingsdauer: 35 Min.

1 2 **3**

| | Übungen | Wiederholungen/ Belastungszeit | Pause in Sek. | Sätze | Seite |
|---|---|---|---|---|---|
| 1 | Kniehebelauf | 60 Sek. | 15 | 3 | 28 |
| 2 | Unterarmstütz | 60 Sek. | 15 | 3 | 21 |
| 3 | Seitstütz mit seitlichem Crunch | 60 Sek. je Seite | 15 | 3 | 24 |
| 4 | Seitlicher Ausfallschritt | 20 Wdh. je Seite | 15 | 3 | 16 |
| 5 | Beinschere | 60 Sek. | 15 | 3 | 26 |
| 6 | Einbeinige Brücke | 20 Wdh. je Seite | 15 | 3 | 16 |
| 7 | Hüftrollen | 60 Sek. | 15 | 3 | 27 |

# 19 Ganzkörperworkout 5 für Profis

Trainingsdauer: 25 Min.

1 2 **3**

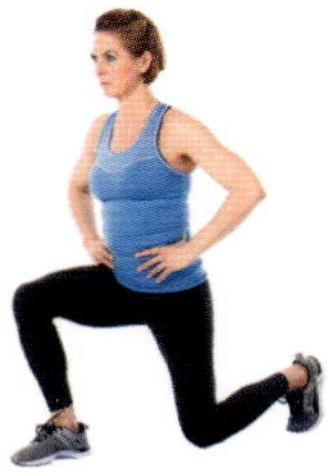

1 Ausfallschritt

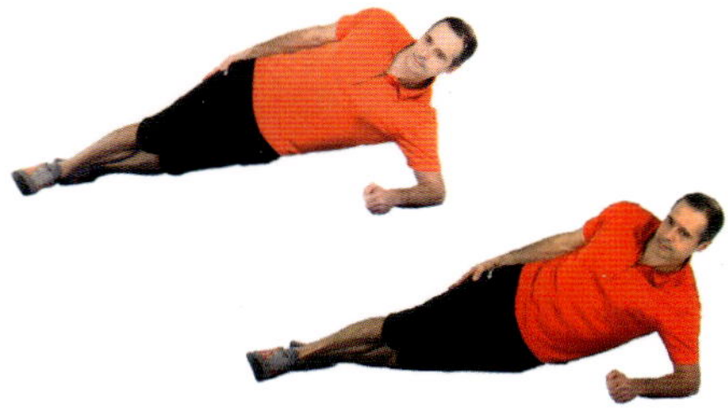

2 Dynamischer Seitstütz

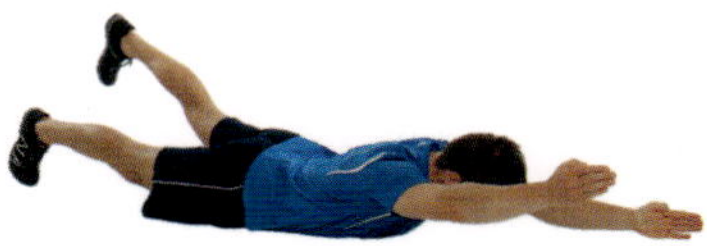

3 Rückenkräftigung in Bauchlage

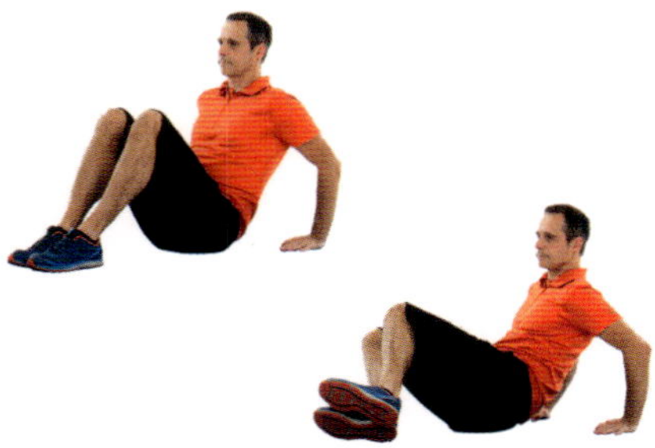

4 Bauchwipper

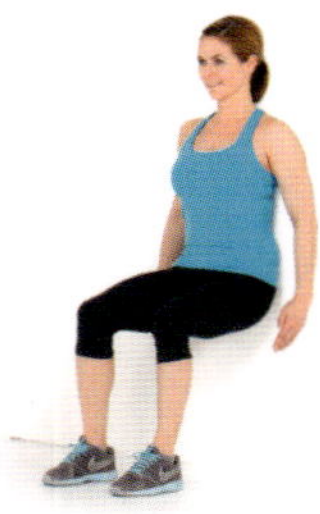

5 Wandsitz

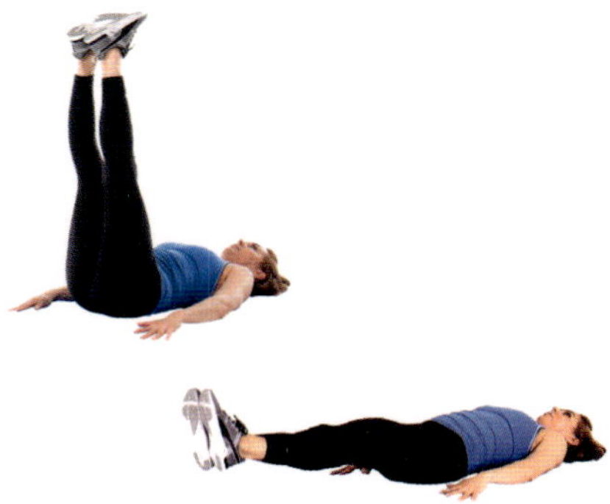

6 Beinheben im Liegen

# 19 Ganzkörperworkout 5 für Profis

Trainingsdauer: 25 Min.

1 2 **3**

| | Übungen | Wiederholungen/ Belastungszeit | Pause in Sek. | Sätze | Seite |
|---|---|---|---|---|---|
| 1 | Ausfallschritt | 60 Sek. | 15 | 3 | 15 |
| 2 | Dynamischer Seitstütz | 60 Sek. je Seite | 15 | 3 | 23 |
| 3 | Rückenkräftigung in Bauchlage | 60 Sek. | 15 | 3 | 19 |
| 4 | Bauchwipper | 60 Sek. | 15 | 3 | 26 |
| 5 | Wandsitz | 60 Sek. | 15 | 3 | 17 |
| 6 | Beinheben im Liegen | 20 Wdh. | 15 | 3 | 27 |

# 20 Ganzkörperworkout 6 für Profis

Trainingsdauer: 20 Min.

1 2 **3**

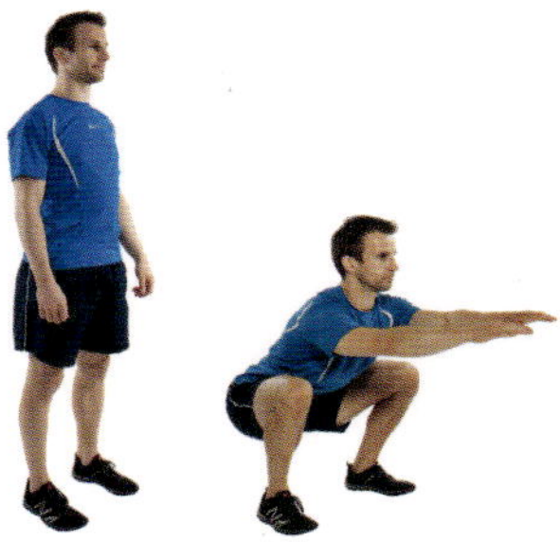

1 Kniebeuge

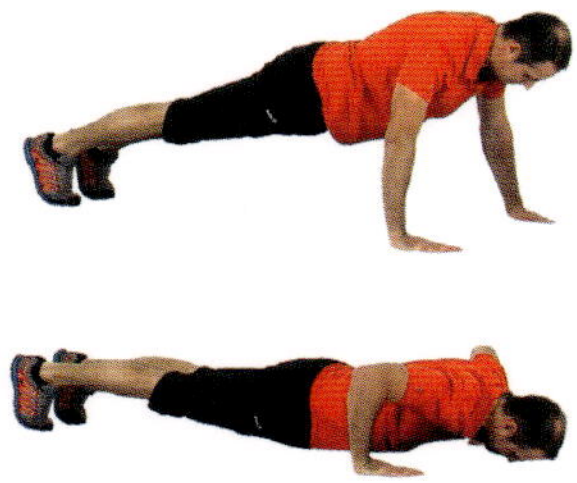

2 Liegestütz

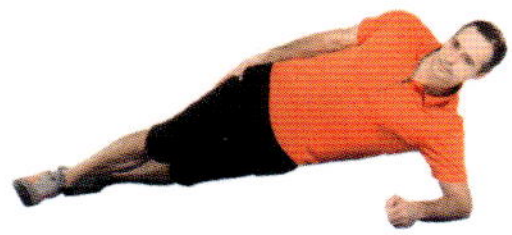

3 Seitstütz

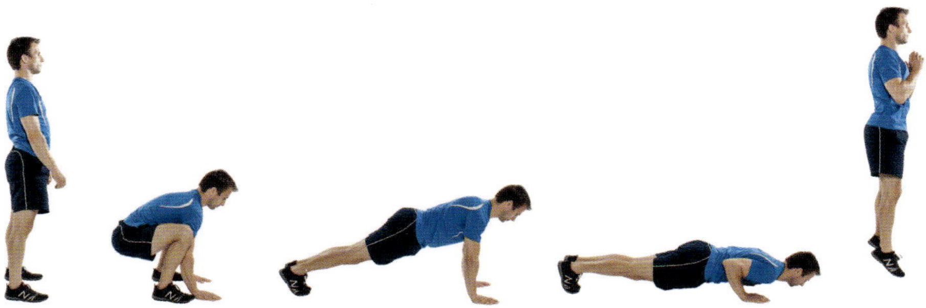

4 Burpee

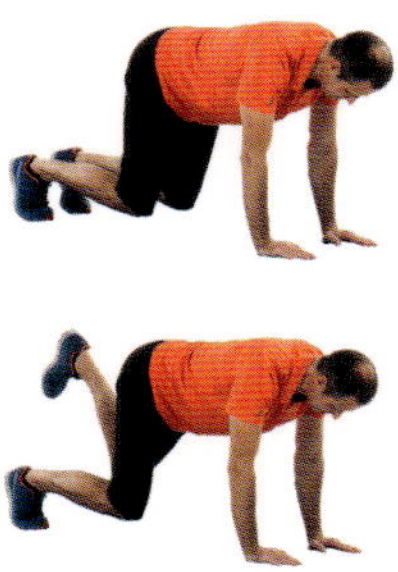

5 Hacker im Vierfüßlerstand

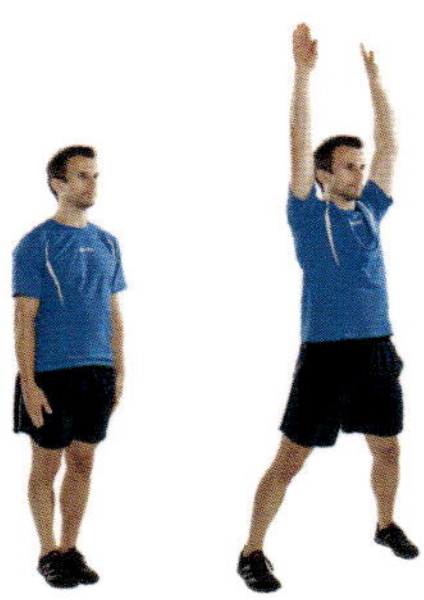

6 Hampelmann

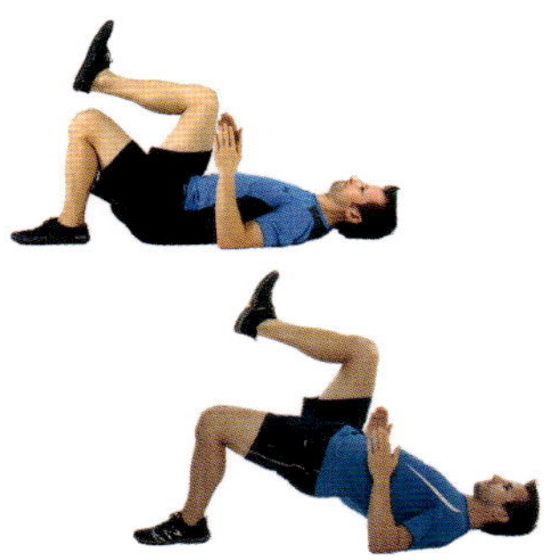

7 Einbeinige Brücke

# 20 Ganzkörperworkout 6 für Profis

Trainingsdauer: 20 Min.

| | Übungen | Wiederholungen/ Belastungszeit | Pause in Sek. | Sätze | Seite |
|---|---|---|---|---|---|
| 1 | Kniebeuge | 20 Wdh. | 15 | 2 | 15 |
| 2 | Liegestütz | 20 Wdh. | 15 | 2 | 18 |
| 3 | Seitstütz | 60 Sek. je Seite | 15 | 2 | 23 |
| 4 | Burpee | 60 Sek. | 15 | 2 | 29 |
| 5 | Hacker im Vierfüßlerstand | 60 Sek. | 15 | 2 | 22 |
| 6 | Hampelmann | 60 Sek. | 15 | 2 | 27 |
| 7 | Einbeinige Brücke | 20 Wdh. je Seite | 15 | 2 | 16 |

# 21 Bauch intensiv 1

Trainingsdauer: 10 Min.

1 2 3

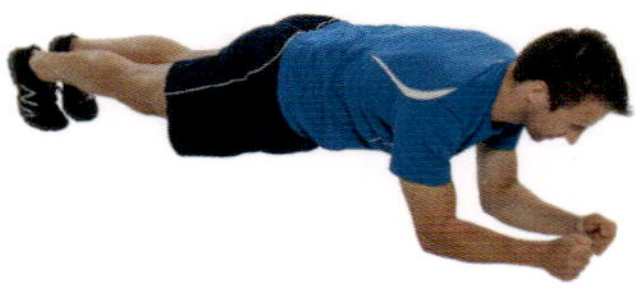

1 Unterarmstütz

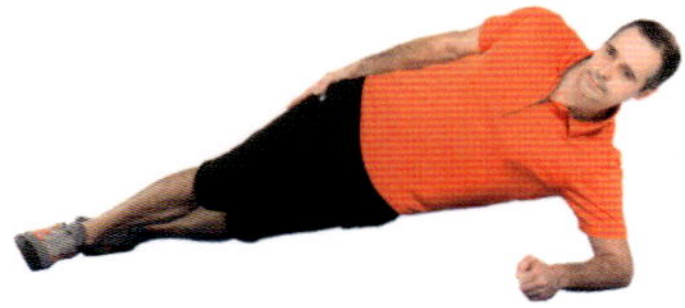

2 Seitstütz

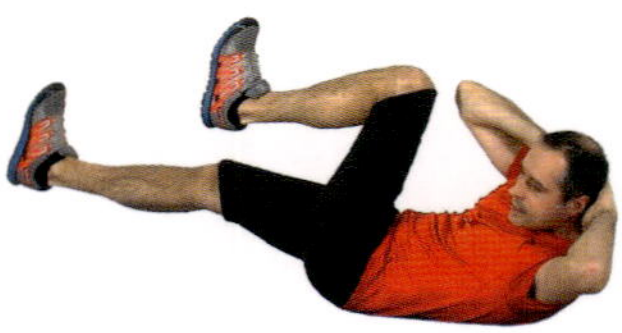

3 Käfer

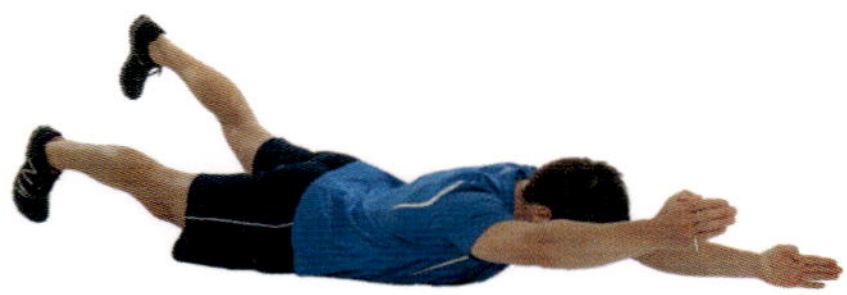

4 Rückenkräftigung in Bauchlage

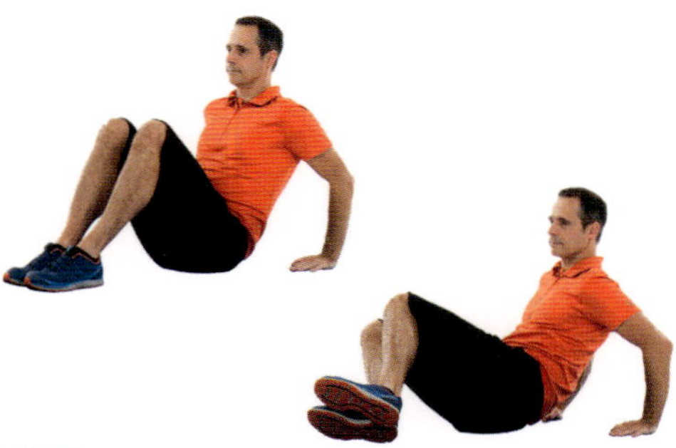

5 Bauchwipper

# 21 Bauch intensiv 1

Trainingsdauer: 10 Min.

1 2 3

| | Übungen | Wiederholungen/ Belastungszeit | Pause in Sek. | Sätze | Seite |
|---|---|---|---|---|---|
| 1 | Unterarmstütz | 30 Sek. | 20 | 2 | 21 |
| 2 | Seitstütz | 30 Sek. je Seite | 20 | 2 | 23 |
| 3 | Käfer | 30 Sek. | 20 | 2 | 26 |
| 4 | Rückenkräftigung in Bauchlage | 30 Sek. | 20 | 2 | 19 |
| 5 | Bauchwipper | 30 Sek. | 20 | 2 | 26 |

# 22 Bauch intensiv 2

Trainingsdauer: 10 Min.

1 2 **3**

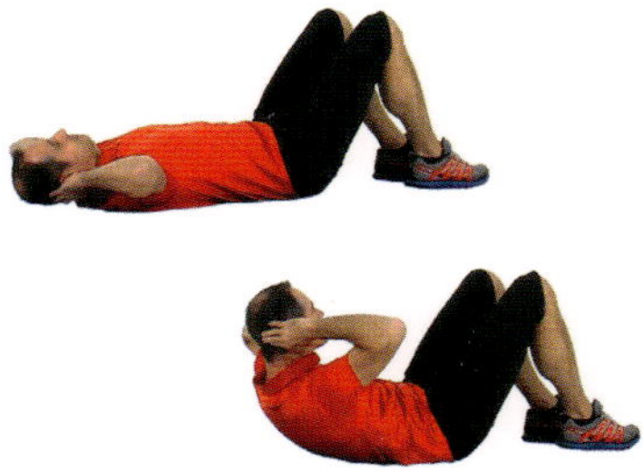

**1** Crunch

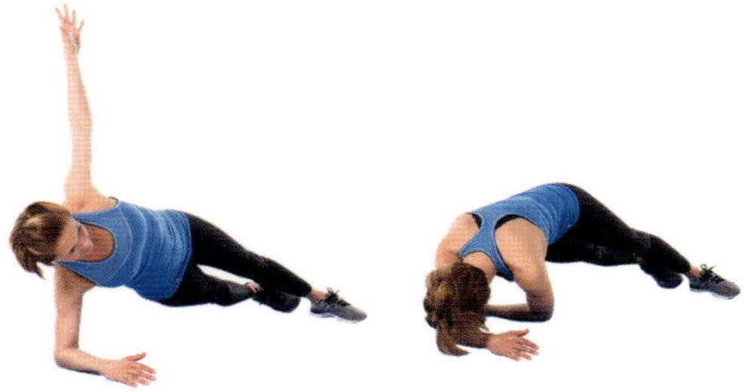

**2** Seitstütz mit Durchtauchen

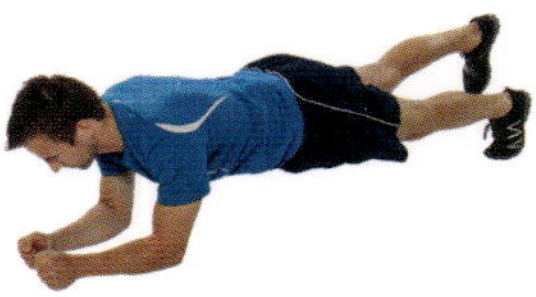

**3** Unterarmstütz mit Marschieren

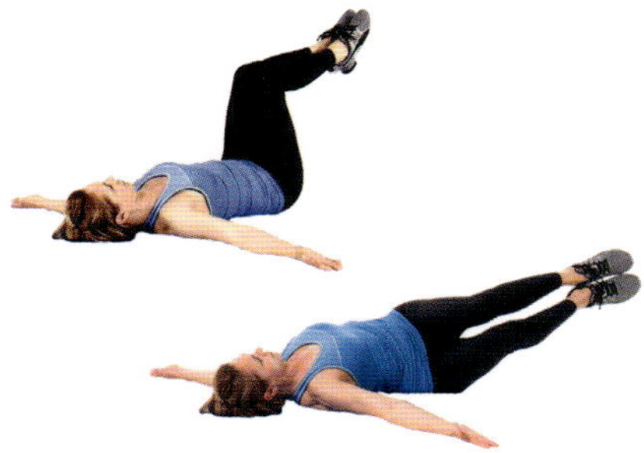

**4** Hüftrollen

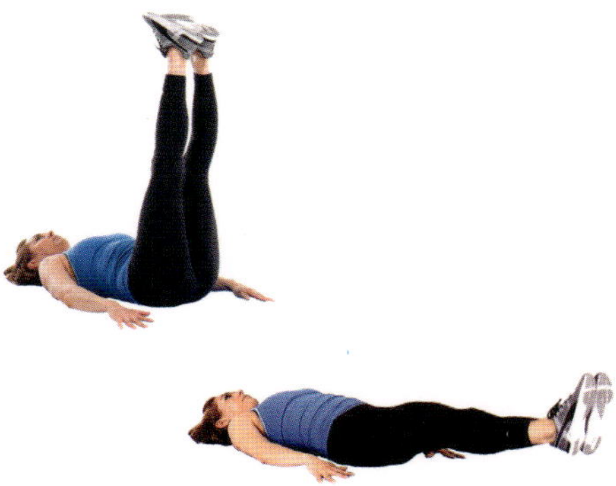

**5** Beinheben im Liegen

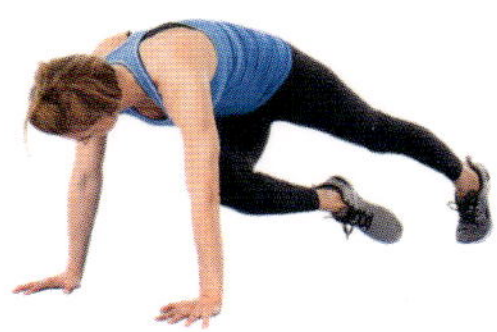

**6** Bergsteiger diagonal

# 22 Bauch intensiv 2

Trainingsdauer: 10 Min.

1 2 **3**

| | Übungen | Wiederholungen/ Belastungszeit | Pause in Sek. | Sätze | Seite |
|---|---|---|---|---|---|
| 1 | Crunch | 15 Wdh. | 15 | 2 | 25 |
| 2 | Seitstütz mit Durchtauchen | 40 Sek. je Seite | 15 | 2 | 24 |
| 3 | Unterarmstütz mit Marschie-ren | 40 Sek. | 15 | 2 | 21 |
| 4 | Hüftrollen | 40 Sek. | 15 | 2 | 27 |
| 5 | Beinheben im Liegen | 15 Wdh. | 15 | 2 | 27 |
| 6 | Bergsteiger diagonal | 40 Sek. | 15 | 2 | 22 |

# 23 Bauch, Beine, Po 1

Trainingsdauer: 15 Min.

1 2 3

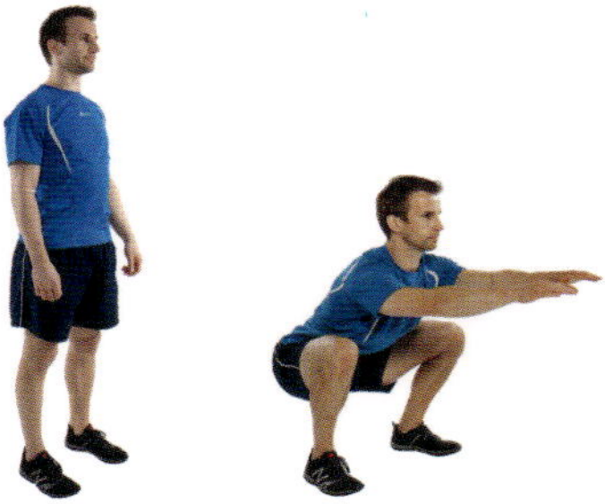

1 Kniebeuge

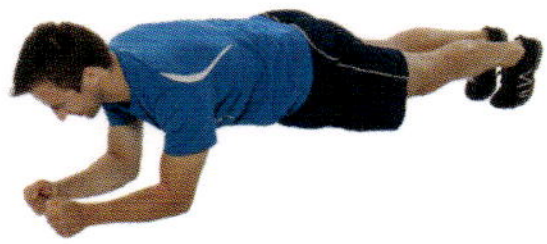

2 Unterarmstütz

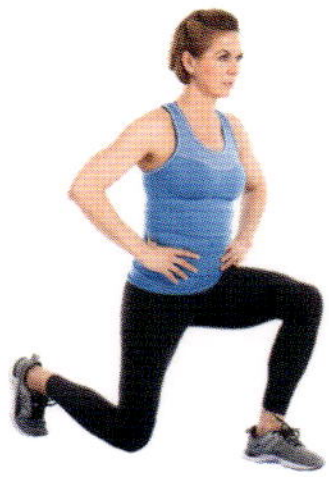

3 Ausfallschritt

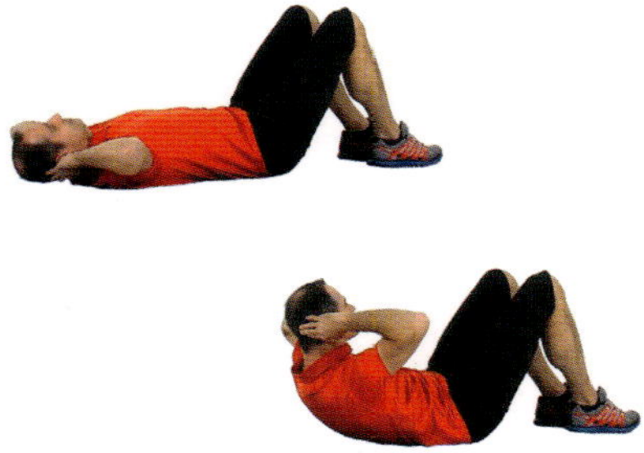

4 Crunch

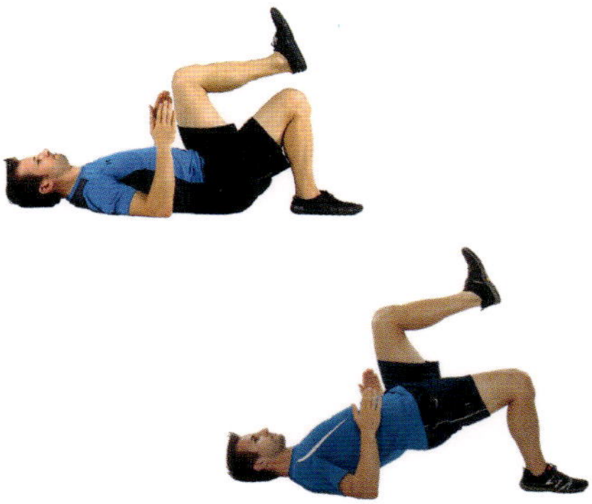

5 Einbeinige Brücke

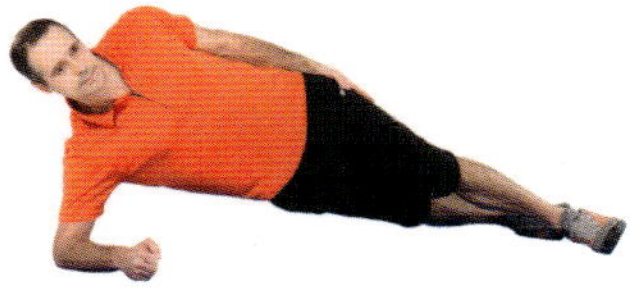

6 Seitstütz

# 23 Bauch, Beine, Po 1

Trainingsdauer: 15 Min.

1 **2** 3

| | Übungen | Wiederholungen/ Belastungszeit | Pause in Sek. | Sätze | Seite |
|---|---|---|---|---|---|
| 1 | Kniebeuge | 15 Wdh. | 20 | 2 | 15 |
| 2 | Unterarmstütz | 30 Sek. | 20 | 2 | 21 |
| 3 | Ausfallschritt | 30 Sek. | 20 | 2 | 15 |
| 4 | Crunch | 15 Wdh. | 20 | 2 | 25 |
| 5 | Einbeinige Brücke | 15 Wdh. je Seite | 20 | 2 | 16 |
| 6 | Seitstütz | 30 Sek. je Seite | 20 | 2 | 23 |

# 24 Bauch, Beine, Po 2

Trainingsdauer: 15 Min. | Benötigtes Hilfsmittel: Stuhl

1 2 3

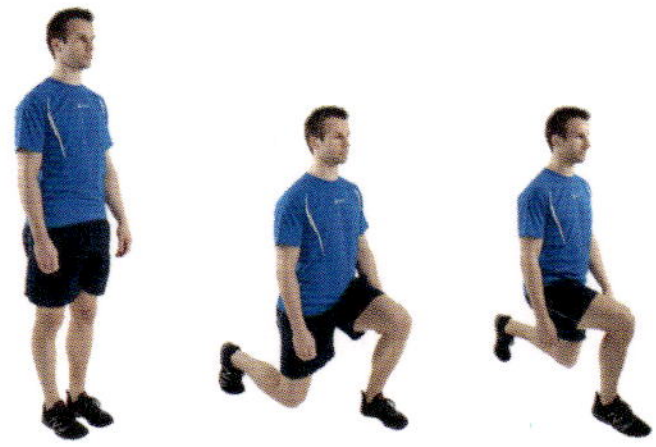

1 Ausfallschritt-kombination

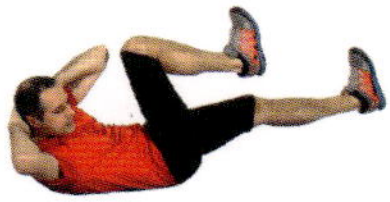

2 Käfer

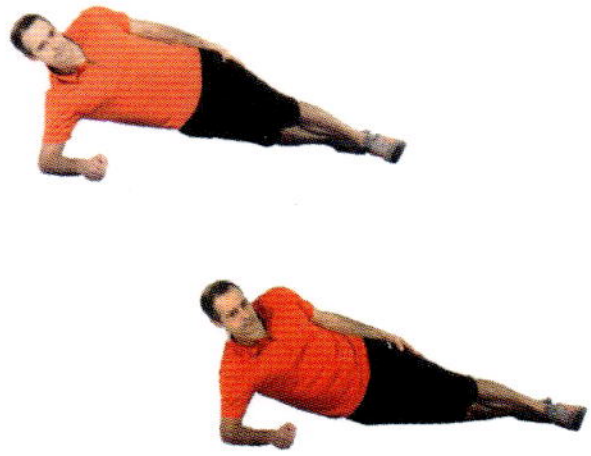

3 Dynamischer Seitstütz

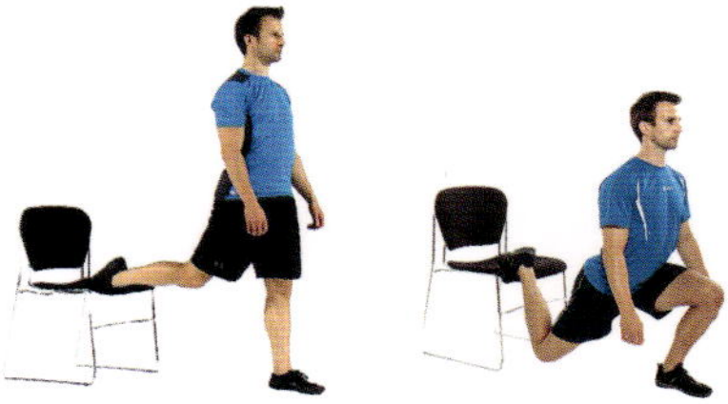

4 Erhöhte einbeinige Kniebeuge

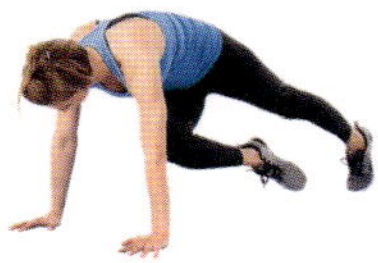

5 Bergsteiger diagonal

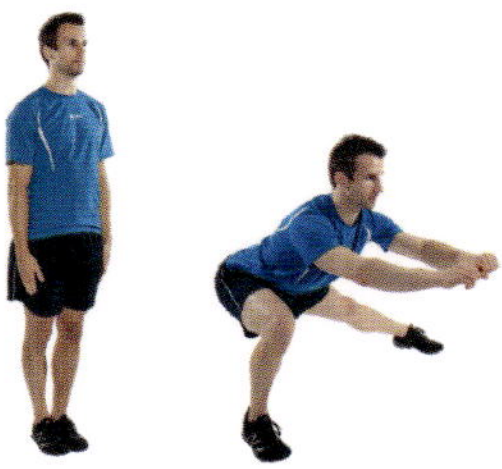

6 Seitlicher Ausfallschritt

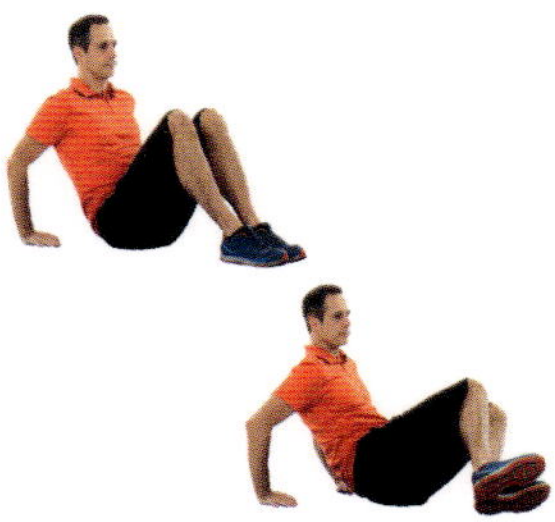

7 Bauchwipper

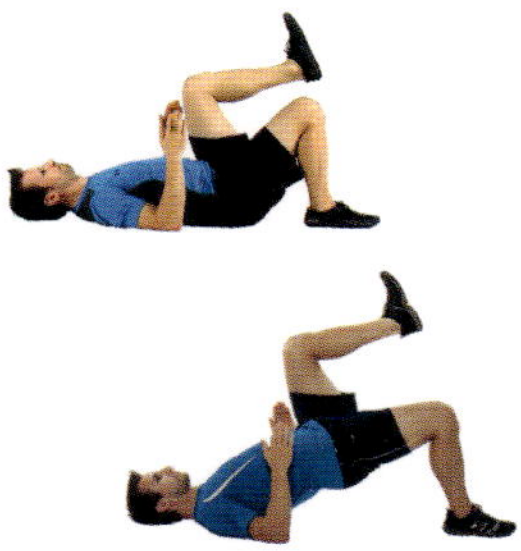

8 Einbeinige Brücke

# 24 Bauch, Beine, Po 2

Trainingsdauer: 15 Min. | Benötigtes Hilfsmittel: Stuhl

1 2 **3**

| | Übungen | Wiederholungen/ Belastungszeit | Pause in Sek. | Sätze | Seite |
|---|---|---|---|---|---|
| **1** | Ausfallschrittkombination | 40 Sek. je Seite | 15 | 2 | 15 |
| **2** | Käfer | 40 Sek. | 15 | 2 | 26 |
| **3** | Dynamischer Seitstütz | 40 Sek. je Seite | 15 | 2 | 23 |
| **4** | Erhöhte einbeinige Kniebeuge | 15 Wdh. je Seite | 15 | 2 | 17 |
| **5** | Bergsteiger diagonal | 40 Sek. | 15 | 2 | 22 |
| **6** | Seitlicher Ausfallschritt | 15 Wdh. je Seite | 15 | 2 | 16 |
| **7** | Bauchwipper | 40 Sek. | 15 | 2 | 26 |
| **8** | Einbeinige Brücke | 15 Wdh. je Seite | 15 | 2 | 16 |

# 25 Rücken spezial 1

Trainingsdauer: 15 Min.

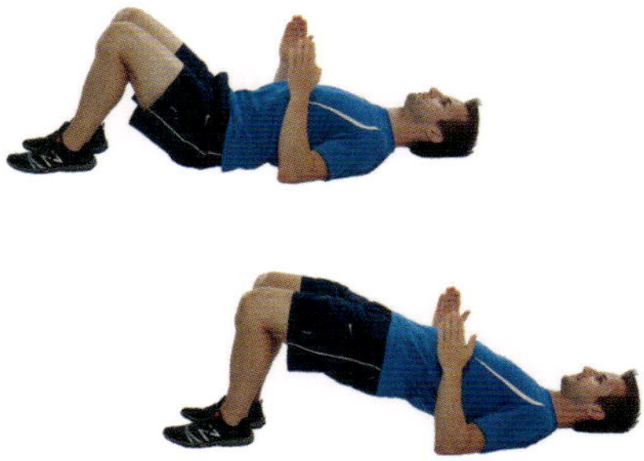

**1** Brücke

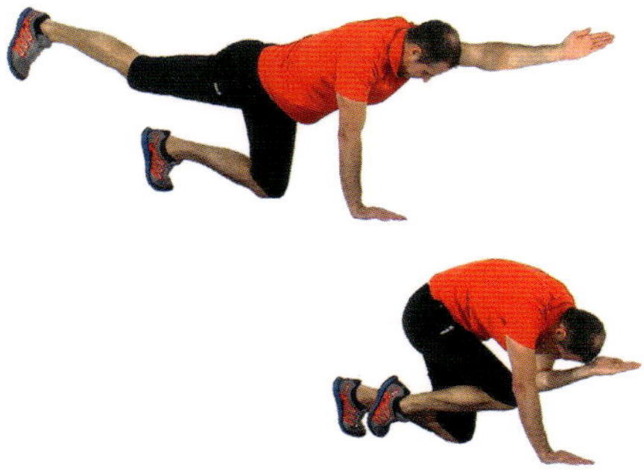

**2** Crunch aus dem Vierfüßlerstand

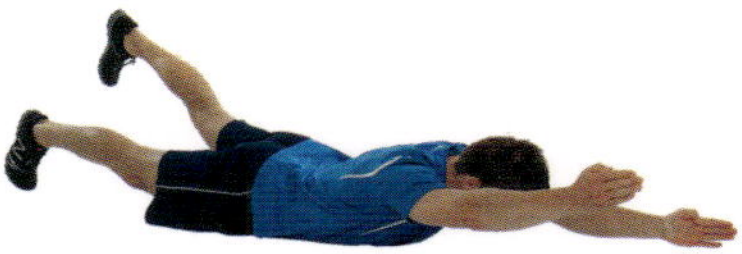

**3** Rückenkräftigung in Bauchlage

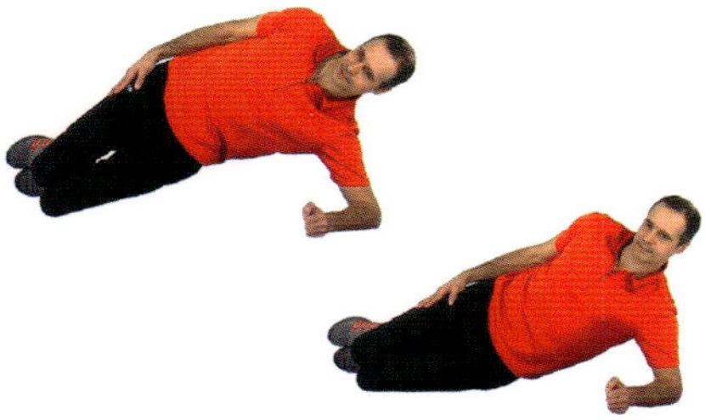

**4** Dynamischer Seitstütz mit abgelegten Knien

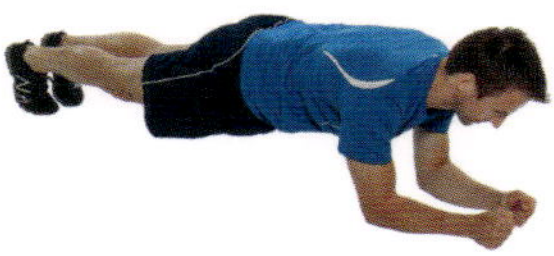

**5** Unterarmstütz

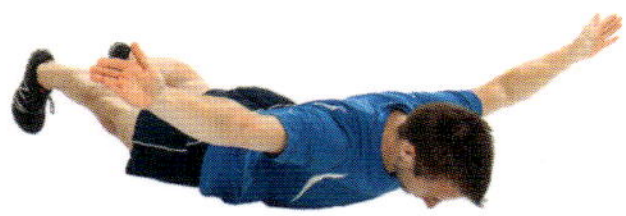

**6** Armheben aus der Bauchlage

# 25 Rücken spezial 1

Trainingsdauer: 15 Min.

1 2 3

| | Übungen | Wiederholungen/ Belastungszeit | Pause in Sek. | Sätze | Seite |
|---|---|---|---|---|---|
| 1 | Brücke | 15 Wdh. | 20 | 2 | 16 |
| 2 | Crunch aus dem Vierfüßlerstand | 15 Wdh. je Seite | 20 | 2 | 21 |
| 3 | Rückenkräftigung in Bauchlage | 30 Sek. | 20 | 2 | 19 |
| 4 | Dynamischer Seitstütz mit abgelegten Knien | 30 Sek. je Seite | 20 | 2 | 23 |
| 5 | Unterarmstütz | 30 Sek. | 20 | 2 | 21 |
| 6 | Armheben aus der Bauchlage | 15 Wdh. | 20 | 2 | 18 |

# 26 Rücken spezial 2

Trainingsdauer: 15 Min.

1 **2** 3

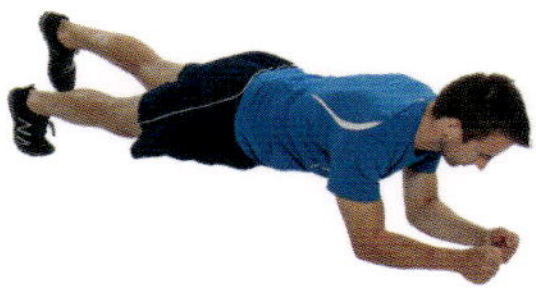

1 Unterarmstütz mit Marschieren

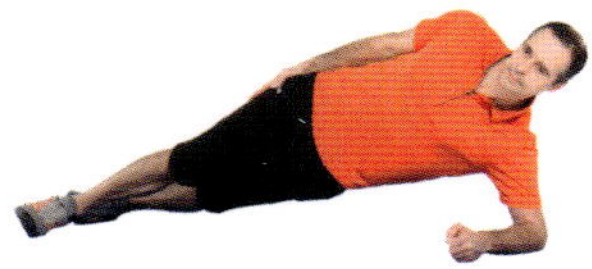

2 Seitstütz

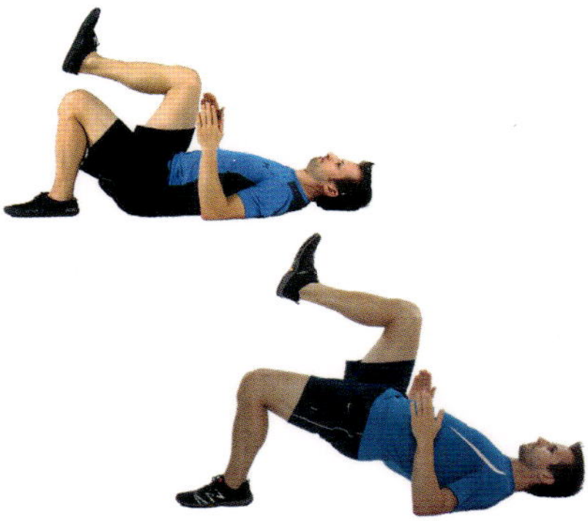

3 Einbeinige Brücke

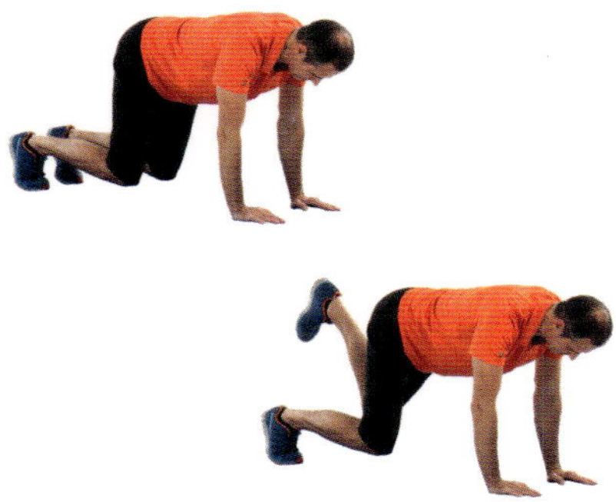

4 Hacker im Vierfüßlerstand

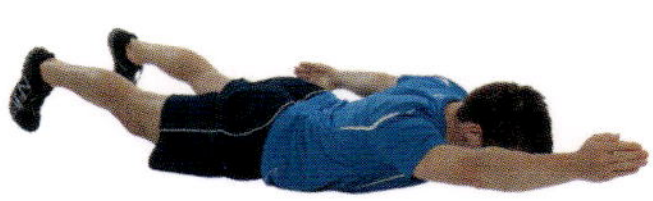

5 Paddeln in Bauchlage

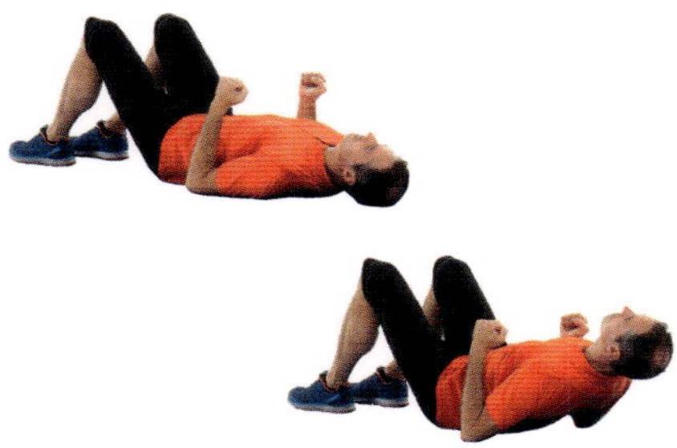

6 Latrudern

# 26 Rücken spezial 2

Trainingsdauer: 15 Min.

| | Übungen | Wiederholungen/ Belastungszeit | Pause in Sek. | Sätze | Seite |
|---|---|---|---|---|---|
| **1** | Unterarmstütz mit Marschie-ren | 40 Sek. | 15 | 2 | 21 |
| **2** | Seitstütz | 40 Sek. je Seite | 15 | 2 | 23 |
| **3** | Einbeinige Brücke | 15 Wdh. je Seite | 15 | 2 | 16 |
| **4** | Hacker im Vierfüßlerstand | 40 Sek. | 15 | 2 | 22 |
| **5** | Paddeln in Bauchlage | 40 Sek. | 15 | 2 | 19 |
| **6** | Latrudern | 15 Wdh. | 15 | 2 | 20 |

# 27 Cardiopower 1

Trainingsdauer: 10 Min.

1 2 3

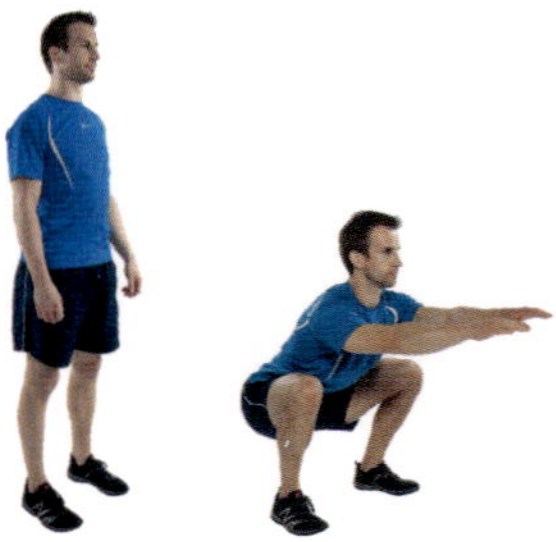

1 Kniebeuge

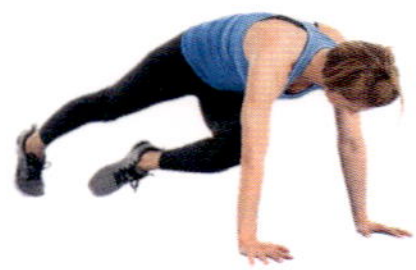

2 Bergsteiger diagonal

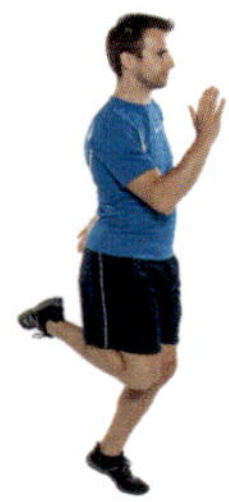

3 Anfersen

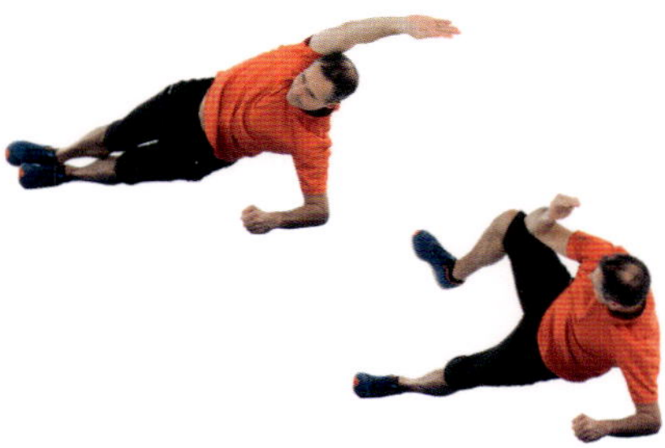

4 Seitstütz mit seitlichem Crunch

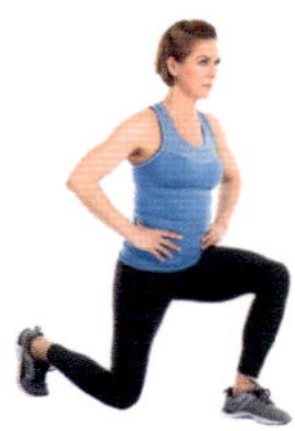

5 Ausfallschritt

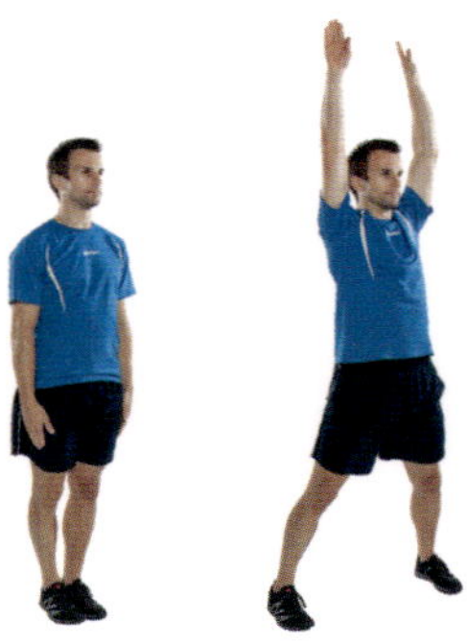

6 Hampelmann

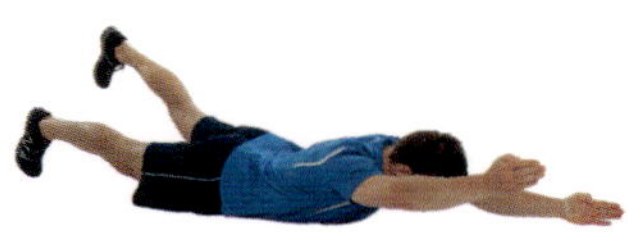

7 Rückenkräftigung in Bauchlage

# 27 Cardiopower 1

Trainingsdauer: 10 Min.

1 **2** 3

| | Übungen | Wiederholungen/ Belastungszeit | Pause in Sek. | Sätze | Seite |
|---|---|---|---|---|---|
| **1** | Kniebeuge | 15 Wdh. | 10 | 2 | 15 |
| **2** | Bergsteiger diagonal | 30 Sek. | 10 | 2 | 22 |
| **3** | Anfersen | 30 Sek. | 10 | 2 | 28 |
| **4** | Seitstütz mit seitlichem Crunch | 30 Sek. je Seite | 10 | 2 | 24 |
| **5** | Ausfallschritt | 30 Sek. | 10 | 2 | 15 |
| **6** | Hampelmann | 30 Sek. | 10 | 2 | 27 |
| **7** | Rückenkräftigung in Bauch-lage | 30 Sek. | 10 | 2 | 19 |

# 28 Cardiopower 2

Trainingsdauer: 15 Min.

1 2 3

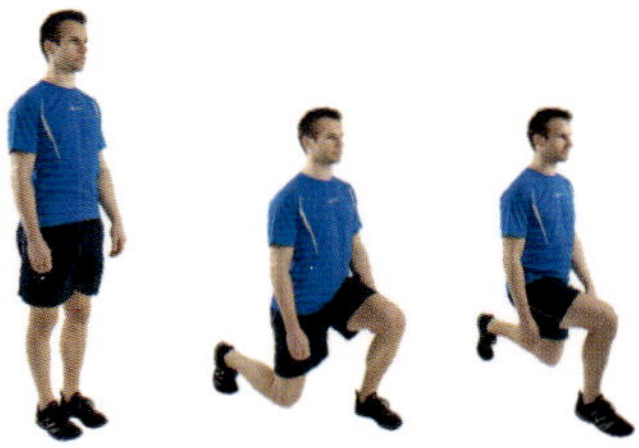

1 Ausfall-schrittkom-bination

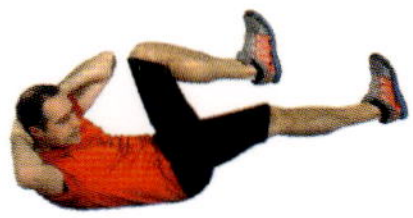

2 Käfer

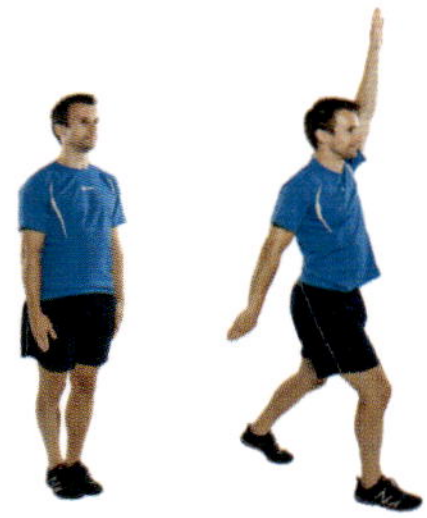

3 Hampelmann im Wechsel-schritt

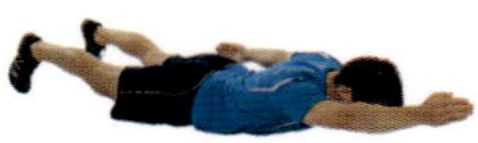

4 Paddeln in Bauchlage

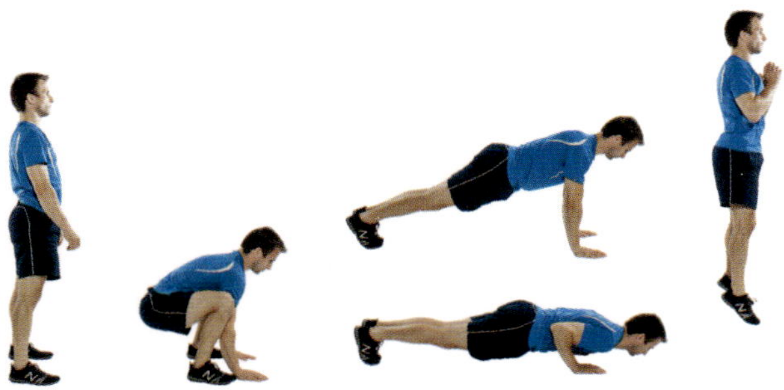

5 Burpee

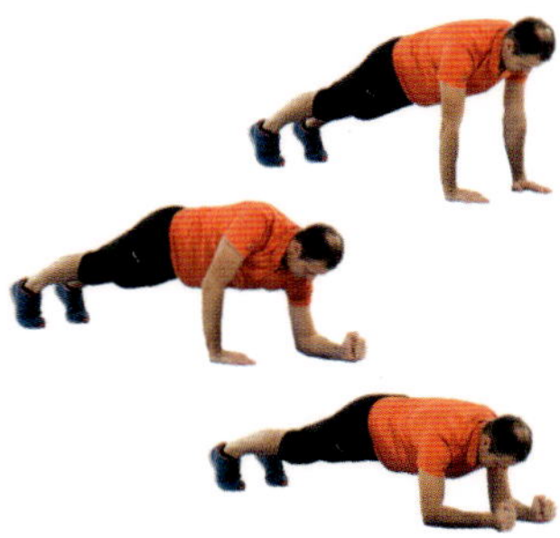

6 Wechselbrett

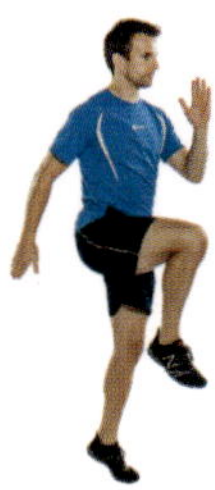

7 Kniehebelauf

# 28 Cardiopower 2

Trainingsdauer: 15 Min.

1 2 **3**

| | Übungen | Wiederholungen/ Belastungszeit | Pause in Sek. | Sätze | Seite |
|---|---|---|---|---|---|
| 1 | Ausfallschrittkombination | 40 Sek. je Seite | 10 | 2 | 15 |
| 2 | Käfer | 40 Sek. | 10 | 2 | 26 |
| 3 | Hampelmann im Wechsel-schritt | 40 Sek. | 10 | 2 | 28 |
| 4 | Paddeln in Bauchlage | 40 Sek. | 10 | 2 | 19 |
| 5 | Burpee | 40 Sek. | 10 | 2 | 29 |
| 6 | Wechselbrett | 40 Sek. | 10 | 2 | 22 |
| 7 | Kniehebelauf | 40 Sek. | 10 | 2 | 28 |

# 29 Quick fit 1

Trainingsdauer: 10 Min.

1 **2** 3

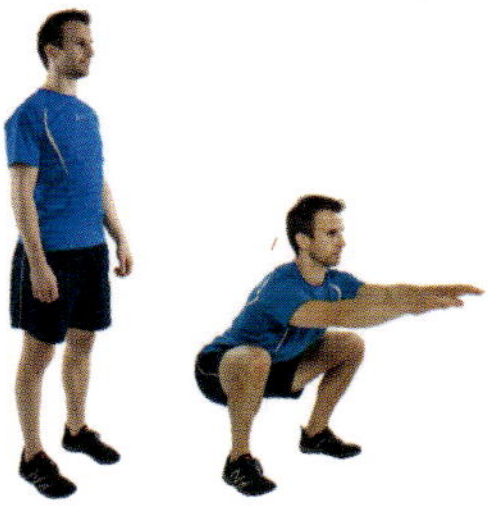

1 Kniebeuge

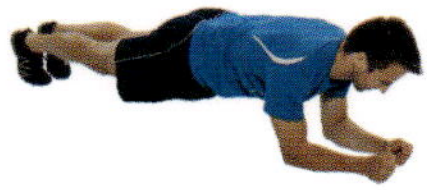

2 Unterarmstütz

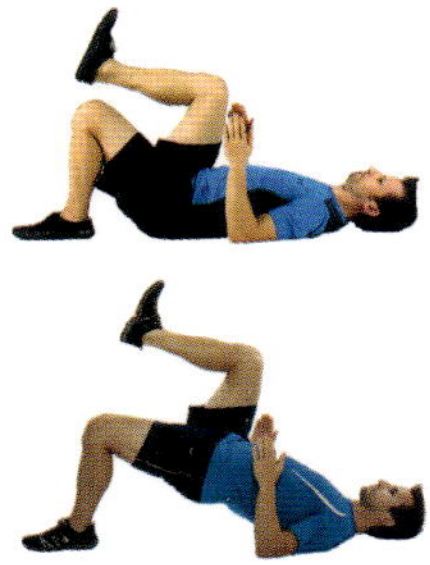

3 Einbeinige Brücke

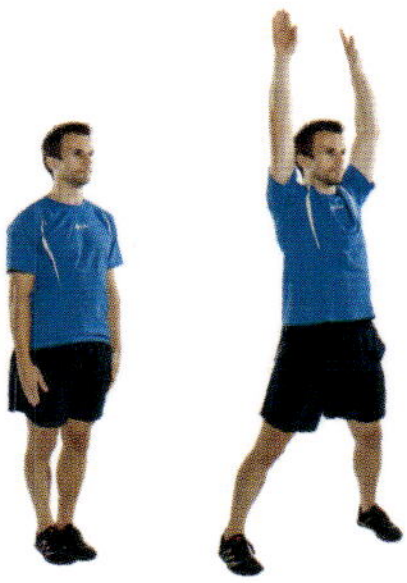

4 Hampelmann

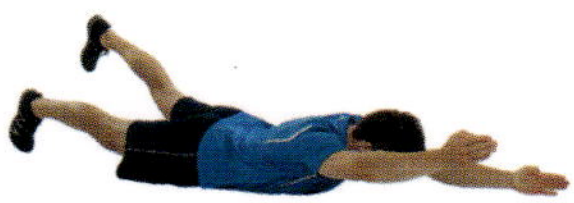

5 Rückenkräftigung in Bauchlage

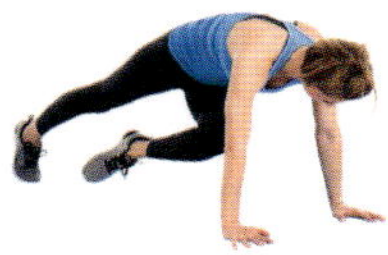

6 Bergsteiger diagonal

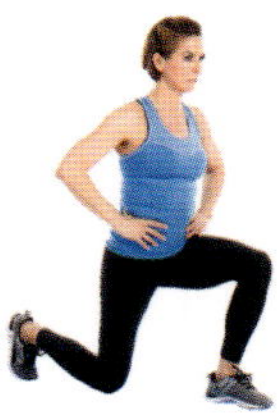

7 Ausfallschritt

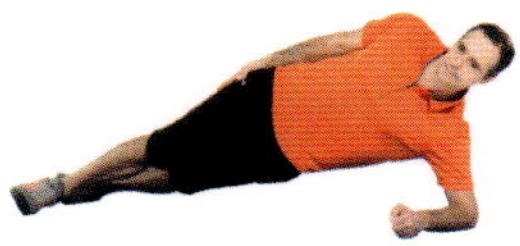

8 Seitstütz

# 29 Quick fit 1

Trainingsdauer: 10 Min.

1 2 3

| | Übungen | Wiederholungen/ Belastungszeit | Pause in Sek. | Sätze | Seite |
|---|---|---|---|---|---|
| 1 | Kniebeuge | 15 Wdh. | 10 | 1 | 15 |
| 2 | Unterarmstütz | 40 Sek. | 10 | 1 | 21 |
| 3 | Einbeinige Brücke | 15 Wdh. je Seite | 10 | 1 | 16 |
| 4 | Hampelmann | 40 Sek. | 10 | 1 | 27 |
| 5 | Rückenkräftigung in Bauch-lage | 40 Sek. | 10 | 1 | 19 |
| 6 | Bergsteiger diagonal | 40 Sek. | 10 | 1 | 22 |
| 7 | Ausfallschritt | 40 Sek. | 10 | 1 | 15 |
| 8 | Seitstütz | 40 Sek. je Seite | 10 | 1 | 23 |

# 30 **Quick fit 2**

Trainingsdauer: 10 Min.

1 2 **3**

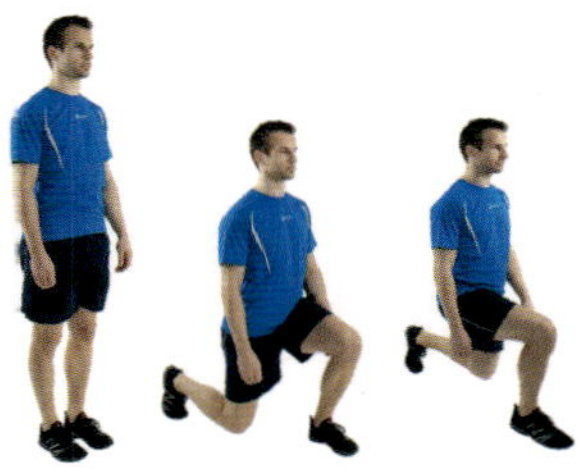

1 Ausfallschritt-kombination

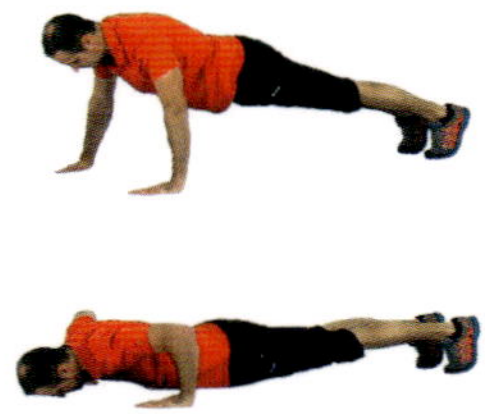

2 Liegestütz

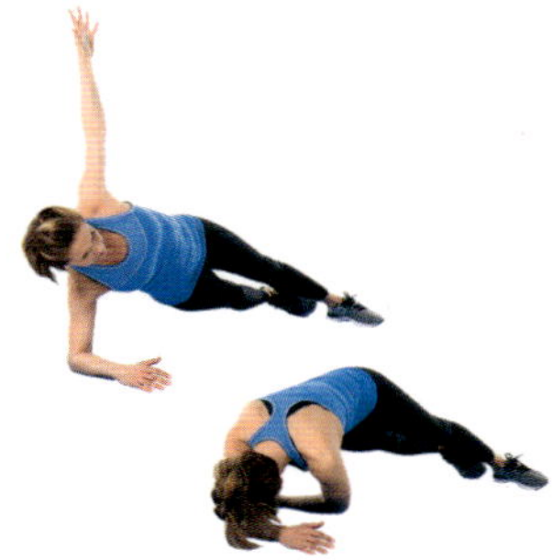

3 Seitstütz mit Durchtauchen

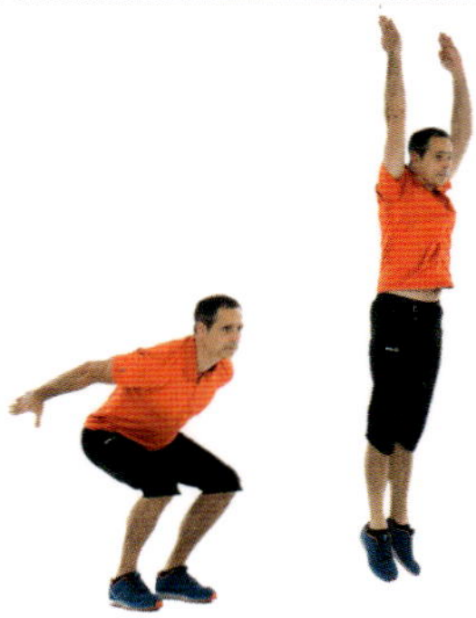

4 Sprung-kniebeuge

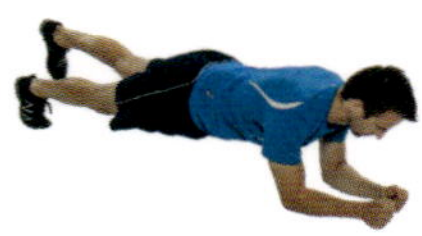

5 Unterarmstütz mit Marschieren

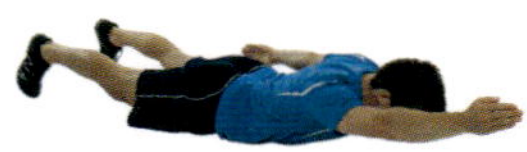

6 Paddeln in Bauchlage

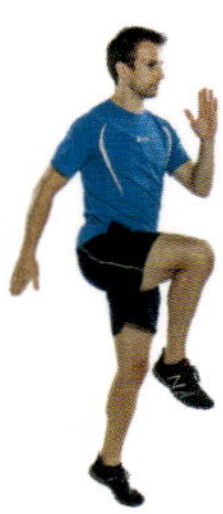

7 Kniehebelauf

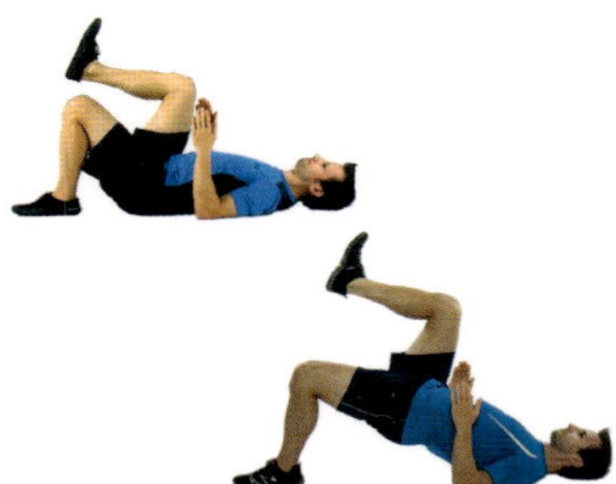

8 Einbeinige Brücke

# 30 Quick fit 2

Trainingsdauer: 10 Min.



1 2 3

| | Übungen | Wiederholungen/ Belastungszeit | Pause in Sek. | Sätze | Seite |
|---|---|---|---|---|---|
| 1 | Ausfallschrittkombination | 40 Sek. je Seite | 10 | 1 | 15 |
| 2 | Liegestütz | 15 Wdh. | 10 | 1 | 18 |
| 3 | Seitstütz mit Durchtauchen | 40 Sek. je Seite | 10 | 1 | 24 |
| 4 | Sprungkniebeuge | 40 Sek. | 10 | 1 | 29 |
| 5 | Unterarmstütz mit Marschieren | 40 Sek. | 10 | 1 | 21 |
| 6 | Paddeln in Bauchlage | 40 Sek. | 10 | 1 | 19 |
| 7 | Kniehebelauf | 40 Sek. | 10 | 1 | 28 |
| 8 | Einbeinige Brücke | 15 Wdh. je Seite | 10 | 1 | 16 |